Dr. Winfried Weber

Neue Horizonte im Kampf gegen Krebs

Dr. Winfried Weber

Neue Horizonte im Kampf gegen Krebs

Innovative Ansätze und Perspektiven

Wege und Lösungen

Dieses Buch informiert über die derzeit gängigen Therapiemöglich-keiten bei Krebserkrankungen und komplementäre Verfahrensweisen. Diese haben sich als sicher und effektiv bewährt. Wer diese anwendet tut dies in eigener Verantwortung. Autor und Verlag beabsichtigen hier nicht individuelle Diagnosen zu stellen oder Therapieempfehlungen zu geben. Die Informationen in diesem Buch sind nicht als Ersatz für professionelle therapeutische Hilfe bei gesundheitlichen oder psychischen Problemen zu verstehen.

Bibliografische Information der Deutschen Nationalbibliothek
Die Deutsche Nationalbibliothek verzeichnet die Publikation in der Deutschen Nationalbibliografie;
detaillierte bibliografische Daten sind im Internet über
http://dnb.dnb.de abrufbar © Dr. Winfried Weber 2025
Verlag: BoD · Books on Demand GmbH, Überseering 33,
22297 Hamburg, bod@bod.de
Druck: Libri Plureos GmbH, Friedensallee 273, 22763 Hamburg
ISBN: 978-3-8192-2668-7

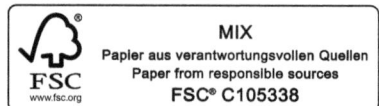

Inhalt

Teil 1 - Die Diagnose

In Konfrontation mit der Diagnose Krebs: Neue Wege und Möglichkeiten

Die Diagnose Krebs gehört zu den einschneidendsten Momenten im Leben. Sie stellt Betroffene vor große Herausforderungen – körperlich, seelisch und gesellschaftlich. Doch während traditionelle Therapien wie Operation, Chemotherapie und Strahlentherapie oft im Mittelpunkt stehen, eröffnen moderne Forschungen und innovative Ansätze neue Wege, die nicht nur die Überlebenschancen verbessern, sondern auch die Lebensqualität erhalten können.

Fortschritte in der personalisierten Medizin

Die moderne Onkologie hat einen entscheidenden Wandel durchlaufen: Immer häufiger wird Krebs als eine individuelle Erkrankung verstanden, die maßgeschneiderte Behandlungsstrategien erfordert. Durch genetische Analysen und molekulare Diagnostik können Ärzte heute die spezifischen Merkmale eines Tumors erkennen (Seite 109). Diese Informationen ermöglichen den gezielten Einsatz von Medikamenten – sogenannten zielgerichteten Therapien –, die direkt in die molekularen Signalwege der Krebszellen eingreifen. So können Nebenwirkungen reduziert und die Effektivität der Behandlung gesteigert werden.

Immuntherapie – das körpereigene Abwehrsystem mobilisieren

Ein weiterer vielversprechender Ansatz ist die Immuntherapie (Seite 78). Hierbei wird das eigene Immunsystem dazu angeregt, die Krebszellen zu erkennen und zu bekämpfen. Neue Medikamente, die sogenannten Checkpoint-Inhibitoren, entfernen die „Bremse" des

Immunsystems und ermöglichen den T-Zellen, in den Kampf gegen die Tumorzellen zu ziehen. Studien haben bereits gezeigt, dass solche Therapien bei bestimmten Krebsarten zu erstaunlichen Erfolgen führen können. Auch Forschungsansätze, die mit altbekannten Medikamenten wie Aspirin arbeiten, bieten neue Perspektiven, indem sie den Einfluss von Blutplättchen auf die Immunabwehr und die Metastasierung von Tumorzellen modifizieren.

Kombinationstherapien – mehr als die Summe der Teile

Die beste Wirkung in der Krebstherapie erzielt man oft durch die Kombination verschiedener Ansätze. Eine Kombination aus Operation, Chemotherapie, Immuntherapie und zielgerichteten Therapien kann individuell abgestimmt werden, um den Krebs auf mehreren Ebenen gleichzeitig anzugreifen. Diese multimodalen Konzepte bieten nicht nur die Chance auf ein längeres Überleben, sondern ermöglichen es auch, die Belastung für den Patienten zu minimieren.

Lebensqualität und ganzheitliche Betreuung

Neben der medizinischen Behandlung spielt die ganzheitliche Betreuung der Patientinnen und Patienten eine zentrale Rolle. Psychosoziale Unterstützung, Ernährungsberatung und komplementäre Therapieansätze – wie Kaltes Plasma (Seite 102), Aspirin (Seite 107) und Human Design (Seite 98) – tragen dazu bei, den emotionalen Stress zu verringern und die Lebensqualität zu steigern. Ein Netzwerk aus Ärzten, Therapeuten und Selbsthilfegruppen kann Betroffenen helfen, den Alltag trotz der Diagnose bestmöglich zu meistern.

Hoffnung und Forschung – gemeinsam in die Zukunft

Die Fortschritte in der Krebsforschung und die neuen Behandlungsmöglichkeiten geben vielen Betroffenen Hoffnung. Täglich werden neue Erkenntnisse gewonnen, die zu noch effektiveren Therapien führen können. Obwohl die Diagnose Krebs eine enorme Belastung darstellt, zeigt sich, dass der Blick in die Zukunft auch von Innovation und Optimismus geprägt ist. Patienten und Angehörige können von einem umfassenden Behandlungsansatz profitieren, der weit über die klassischen Methoden hinausgeht und den Menschen in den Mittelpunkt stellt.

Mit diesen neuen Wegen und Möglichkeiten rückt nicht nur die Bekämpfung des Krebses selbst in den Fokus, sondern auch die Erhaltung und Verbesserung der Lebensqualität. Die Fortschritte in der personalisierten Medizin, der Immuntherapie und der ganzheitlichen Betreuung zeigen, dass in der Konfrontation mit Krebs heute mehr Chancen bestehen denn je – für ein Leben, das trotz der Diagnose lebenswert und hoffnungsvoll bleibt.

Dieses Buch bespricht neue integrative und bewährte Techniken und stellt die evidenzbasierte, brandneue Aspirin-Therapie zur Metastasen-Verhütung vor.

Die Krebsdiagnose

Die Worte fielen in einem klinisch sterilen Raum, fast beiläufig, und dennoch hatten sie die Kraft, ein Leben unwiderruflich zu verändern. „Es tut mir leid, aber Sie haben Krebs." Ein Satz, der den Boden unter den Füßen wegreißt, der die Luft zum Atmen raubt und das Herz mit einem Schlag in die Tiefe sinken lässt.

Die Diagnose Krebs ist mehr als nur eine medizinische Feststellung. Sie ist ein Schockmoment, eine Zäsur, die das Leben eines Menschen in ein Davor und Danach teilt. Für viele bedeutet sie das plötzliche Bewusstsein der eigenen Sterblichkeit, gepaart mit einer Flut von Fragen: „Wie lange habe ich noch?", „Was passiert jetzt?" und „Werde ich das überleben?", „Ich bin gefordert oder delegiere ich besser?" Doch die Herausforderung durch diese Diagnose liegt nicht nur in der Botschaft selbst, sondern auch in ihrer Vermittlung. Wie wird eine solche Diagnose überbracht? Welche Worte wählen Ärzte? Welche Auswirkungen hat die Art und Weise, wie diese Nachricht übermittelt wird, auf den Patienten? Und wie gehen Patienten damit um, wenn sie plötzlich von ihrem bisherigen Leben in eine Welt voller Unsicherheit, medizinischer Fachbegriffe und Entscheidungen katapultiert werden? Dieses Buch widmet sich unter anderem der Frage, wie der Moment der Diagnose und die darauffolgenden Therapiemaßnahmen das Leben von Patienten prägen und oft auch herausfordern. Es beleuchtet die emotionale und psychologische Dimension, die hinter der klinischen Fassade der Krebsbehandlung liegt und es zeigt Hilfen. Dabei geht es nicht darum, Schuld zuzuweisen, sondern die komplexen Dynamiken zwischen Ärzten, Patienten und dem Gesundheitssystem aufzuzeigen. Wie wirken sich gesellschaftliche und wirtschaftliche Zwänge auf die Entscheidungen der Ärzte aus? Wie können Patienten ihre eigene Stimme finden, um in einem oft überwältigenden Prozess nicht unterzugehen? Und welche Rolle spielt Empathie in einer medizinischen Welt, die zunehmend von Effizienz und Daten dominiert wird?

Wir werden Geschichten erzählen – von Menschen, die mit der Diagnose Krebs konfrontiert wurden, und von den Ärzten, die versuchen, das Beste für ihre Patienten zu tun. Diese Geschichten werden durch wissenschaftliche Erkenntnisse, psychologische Perspektiven und gesellschaftliche Analysen ergänzt.

Am Ende soll dieses Buch ein Appell sein: ein Appell für einen einfühlsameren Umgang mit Diagnosen, für mehr Transparenz und Kommunikation im Gesundheitswesen und für ein Umdenken in der Art und Weise, wie wir als Gesellschaft mit dem Thema Krebs umgehen. Denn Worte haben Macht – und die Art, wie sie eingesetzt werden, kann über Hoffnung oder Verzweiflung, über Resignation oder Lebensmut entscheiden.

Die Macht der Worte – Wie Ärzte Diagnosen vermitteln

Die Diagnose Krebs ist nicht nur eine medizinische Tatsache, sondern eine Botschaft mit enormer emotionaler Sprengkraft. Wie diese Botschaft vermittelt wird, kann den Umgang des Patienten mit der Erkrankung entscheidend beeinflussen. Studien zeigen, dass der erste Moment, in dem Patienten von ihrer Krankheit erfahren, oft tiefe Spuren hinterlässt – und dabei sind nicht nur die Inhalte entscheidend, sondern auch die Art und Weise, wie sie kommuniziert werden.

Die Herausforderung der Arzt-Patient-Kommunikation

Ärzte stehen in diesem Moment vor einer großen Herausforderung: Sie müssen eine schlechte Nachricht überbringen, die das Leben des Patienten grundlegend verändern wird. Dabei müssen sie einerseits ehrlich und direkt sein, andererseits einfühlsam und respektvoll. Doch Zeitdruck, berufliche Routine und der Fokus auf medizinische Fakten führen oft dazu, dass die zwischenmenschliche Dimension zu kurz kommt.

Typische Kommunikationsmuster

Häufig werden Diagnosen in kürzester Zeit und in einer sehr sachlichen Sprache vermittelt. Fachbegriffe und Statistiken dominieren die Gespräche, während die emotionalen Bedürfnisse der Patienten unbeachtet bleiben. Viele Patienten berichten, dass sie sich nach der Diagnose wie in einem Nebel fühlen – überfordert, verwirrt und allein gelassen.
Ein Beispiel: Frau M., 52 Jahre alt, erinnert sich an den Moment ihrer Diagnose: „Der Arzt sagte mir, ich hätte ein Karzinom im fort-

geschrittenen Stadium. Er sprach von 'Therapieoptionen' und 'Prognosen', aber ich konnte nichts davon aufnehmen. Alles, was ich hörte, war das Wort 'Krebs'."

Positive und negative Beispiele

Es gibt jedoch auch Ärzte, die zeigen, wie es anders geht. Dr. S., ein Onkologe mit langjähriger Erfahrung, erzählt: „Ich nehme mir immer Zeit, den Patienten erst einmal zuzuhören und ihre Fragen zu beantworten. Oft wiederhole ich Informationen mehrfach und stelle sicher, dass sie wirklich verstanden wurden. Es geht nicht nur um Fakten, sondern darum, Hoffnung zu geben, ohne falsche Erwartungen zu wecken."

Die Bedeutung von Empathie

Empathie ist der Schlüssel zu einer gelungenen Kommunikation. Studien zeigen, dass Patienten, die sich von ihrem Arzt verstanden und respektiert fühlen, eher bereit sind, schwierige Therapien durchzustehen und sich aktiv an ihrer Behandlung zu beteiligen. Eine einfühlsame Kommunikation kann das Vertrauen stärken und den Heilungsprozess positiv beeinflussen.

Die psychologische Dynamik nach der Diagnose

Die Diagnose Krebs hinterlässt nicht nur eine medizinische Herausforderung, sondern, wie erwähnt, auch eine tiefe psychologische Erschütterung. Viele Patienten berichten, dass der Moment der Diagnose wie ein Blitz aus heiterem Himmel ist, der ihr bisheriges Leben in Trümmer legt. Doch was geschieht danach? Welche Gefühle und Reaktionen treten auf, und wie beeinflussen sie den weiteren Weg?

Schock, Verdrängung und Realitätsbewältigung

Nach der Diagnose befinden sich viele Patienten zunächst in einem Schockzustand. Der Verstand versucht, die Nachricht zu verarbeiten, während das emotionale System überfordert ist. Manche Patienten verdrängen die Nachricht, andere reagieren mit plötzlicher Panik oder auch einem paradoxen Gefühl der Ruhe. Diese Phase ist oft geprägt von einem Gefühl der Unwirklichkeit.
Ein Fallbeispiel: Herr L., 45 Jahre alt, beschreibt: „Als mein Arzt mir sagte, ich hätte Krebs, habe ich ihn fast nicht gehört. Ich war wie betäubt. Erst zu Hause, als ich meiner Frau davon erzählen wollte, brach alles über mich herein."

Die emotionale Achterbahnfahrt

Mit der Zeit weichen Schock und Verdrängung einer Vielzahl intensiver Gefühle: Angst vor dem Tod, Wut auf die eigene Verletzlichkeit oder das Schicksal, Schuldgefühle gegenüber der Familie und Hoffnungslosigkeit. Diese Emotionen treten oft unvorhersehbar auf und können auch widersprüchlich sein.

Der Einfluss auf soziale Beziehungen

Die psychologische Belastung nach einer Krebsdiagnose betrifft nicht nur den Patienten selbst, sondern auch das Umfeld. Viele Patienten fühlen sich isoliert, weil sie glauben, ihre Angehörigen nicht mit ihrer Angst belasten zu können. Umgekehrt wissen Freunde und Familie oft nicht, wie sie helfen oder reagieren sollen, was zu Missverständnissen führen kann.

Bewältigungsstrategien und professionelle Hilfe

In dieser Phase ist es entscheidend, dass Patienten Unterstützung erhalten. Professionelle Hilfe in Form von Psychoonkologen oder Selbsthilfegruppen kann ihnen Werkzeuge an die Hand geben, um mit der Situation besser umzugehen. Gleichzeitig können Angehörige geschult werden, um Unterstützung zu leisten, ohne selbst daran zu zerbrechen.

Das Gesundheitssystem und seine Zwänge

Nach der Diagnosestellung beginnt eine Reise durch das Gesundheitssystem, die für viele Patienten ebenso herausfordernd ist wie die Krankheit selbst. Diese Reise ist geprägt von komplexen Entscheidungsprozessen, organisatorischen Hürden und wirtschaftlichen Zwängen. In diesem Kapitel beleuchten wir die strukturellen Rahmenbedingungen, die das Gesundheitssystem formen, und wie diese auf Patienten und Ärzte wirken.

Zeitdruck und Effizienz – eine medizinische Gratwanderung

Ein zentraler Faktor, der das Handeln von Ärzten beeinflusst, ist der enorme Zeitdruck. In vielen Kliniken und Praxen bleibt kaum Zeit, um ausführliche Gespräche zu führen oder individuelle Bedürfnisse zu berücksichtigen. Stattdessen dominieren Effizienz und Standardisierung den Alltag.
Dr. H., ein Internist, berichtet: „Ich habe oft nur zehn Minuten pro Patienten. In dieser Zeit muss ich eine Diagnose stellen, den Patienten aufklären und die nächsten Schritte einleiten. Für ein echtes Gespräch bleibt kaum Raum."

Der Einfluss von Kostendruck und Ressourcenknappheit

Das Gesundheitssystem ist nicht nur durch Zeitdruck, sondern auch durch wirtschaftliche Zwänge geprägt. Kostendruck führt dazu, dass Krankenhäuser und Praxen versuchen, ihre Ressourcen effizient einzusetzen. Dies hat oft direkte Auswirkungen auf die Patientenversorgung.

Ein Beispiel: Hochmoderne Therapien oder diagnostische Verfahren sind nicht immer für alle Patienten verfügbar. Entscheidungen darüber, welche Behandlungsmethoden eingesetzt werden, sind nicht immer rein medizinisch, sondern auch ökonomisch motiviert.

Patienten im Labyrinth der Institutionen

Für Patienten bedeutet die Struktur des Gesundheitssystems oft, dass sie sich durch ein Labyrinth von Institutionen und Ansprechpartnern bewegen müssen. Viele berichten von Schwierigkeiten, die richtigen Informationen zu erhalten, oder von widersprüchlichen Aussagen verschiedener Ärzte.

Frau T., 67 Jahre alt, sagt: „Nach meiner Diagnose wusste ich nicht, wohin ich mich wenden sollte. Der Onkologe sagte das eine, der Hausarzt das andere, und ich hatte das Gefühl, dass niemand wirklich zuständig war."

Möglichkeiten der Verbesserung

Trotz dieser Herausforderungen gibt es Ansätze, das Gesundheits-system patientenfreundlicher zu gestalten. Interdisziplinäre Teams, die eng zusammenarbeiten, oder digitale Plattformen, die den Informationsaustausch erleichtern, könnten dazu beitragen, den Weg der Patienten durch das System zu erleichtern. (siehe Anlage 1 am Ende des Buches)

Der Weg durch die Therapie – Hoffnung, Herausforderungen und Entscheidungen

Nach der ersten Schockwelle und der Konfrontation mit der Diagnose beginnt für die meisten Patienten eine Phase intensiver medizinischer Interventionen. Doch die Therapie gegen Krebs ist weit mehr als eine Serie medizinischer Maßnahmen – sie ist ein Weg voller Hoffnungen und oft schwerwiegender Entscheidungen.

Therapiearten und ihre Bedeutung für den Patienten

Die Wahl der Behandlungsmethode – sei es Chemotherapie, Strahlentherapie, Operation oder moderne Immuntherapien – wird häufig in enger Abstimmung zwischen Ärzten und Patienten getroffen. Jede Option hat ihre Vor- und Nachteile, und keine Entscheidung fällt leicht. (siehe Seite 66ff: Krebstherapien des Mainstream)

Alternative Ansätze – Hoffnung und Kontroversen

Neben Mainstream-medizinischen Ansätzen suchen viele Patienten nach alternativen Methoden, die den Heilungsprozess unterstützen können. Dazu gehören Akupunktur, Kräutertherapien, Ernährungsumstellungen und energetische Heilmethoden.
Obwohl wissenschaftliche Nachweise oft fehlen oder umstritten sind, berichten Patienten von positiven Erfahrungen, insbesondere bei der Linderung von Nebenwirkungen oder der Verbesserung des allgemeinen Wohlbefindens. Diese Stoffe wirken, weil ihre Wirkung anderen Mechanismen unterliegt, als die wissenschaftlich bereits erfassten. Aber der Wirkungsnachweis ist in der Regel eine Frage der Zeit.

Wichtig ist aber, dass sie in Abstimmung mit dem behandelnden Arzt erfolgen, um Wechselwirkungen zu vermeiden." (siehe Teil 3: Zukunftsweisende integrative Therapien)

Die Bedeutung psychologischer Betreuung

Die psychologische Begleitung ist ein zentraler Baustein in der Krebsbehandlung. Psychoonkologen, Therapeuten und Selbsthilfegruppen bieten Patienten Raum, um Ängste und Sorgen zu teilen und Strategien zur Krankheitsbewältigung zu entwickeln.

Die Arbeit mit der Psyche kann entscheidend sein, um den Heilungsprozess zu unterstützen. Studien zeigen, dass Patienten, die sich mental gestärkt und unterstützt fühlen, oft besser mit den körperlichen Belastungen der Therapie umgehen können.

Ein Beispiel: Frau R., 47 Jahre alt, nahm nach ihrer Diagnose an einer wachhypnotischen Therapie teil und berichtet: „Die Sitzungen halfen mir, die Kontrolle über meine Ängste zu gewinnen. Ich konnte innerlich Kraft schöpfen, die mir half, auch körperlich stärker zu werden."

Wachhypnotische Einflüsse und Spontanremissionen

Ein faszinierendes und gleichzeitig wenig erforschtes Phänomen ist die Wirkung von wachhypnotischen Einflüssen (Autotransformation: siehe Seite 92). In Trance-ähnlichen Zuständen gelingt es einigen Patienten, ihre inneren Ressourcen zu aktivieren, was zu einer Umkehr des Krankheitsprozesses führen kann.

In seltenen Fällen kommt es sogar vor, dass sich Tumoren ohne medizinische Intervention zurückbilden. Die genauen Mechanismen sind noch nicht vollständig verstanden, aber es gibt Hinweise darauf, dass das Immunsystem, psychische Stabilität und ein harmonisches inneres Gleichgewicht eine Rolle spielen könnten. Diese Fälle werfen ein Licht auf die potenzielle Kraft der Selbstheilung, die jedoch durch ständigen Stress und eine übermäßige Fokussierung auf die Krankheit möglicherweise behindert wird. Ein integrativer Ansatz, der medizinische, psychologische und spirituelle Komponenten kombiniert, könnte hier neue Wege eröffnen.

Das heißt, der Geist hat eine erstaunliche Fähigkeit, körperliche Prozesse zu beeinflussen. Es sind Patienten bekannt, die durch gezielte mentale Techniken ihr Immunsystem aktivieren und dadurch das Fortschreiten der Krankheit verlangsamen konnten. Forscher vermuten, dass diese durch eine Kombination aus Immunreaktionen, psychischen Veränderungen und Umweltfaktoren ausgelöst werden.

Was wir daraus lernen können:

Stärkung der Immunabwehr: Komplementäre Ansätze wie gesunde Ernährung und Stressreduktion können das Immunsystem in ähnlicher Weise stärken.

Glaube und Wille: Psychologische Faktoren, wie der unerschütterliche Glaube an Heilung, scheinen bei Spontanremissionen eine wichtige Rolle zu spielen.

Die körperlichen und psychischen Belastungen

Die Nebenwirkungen von Krebstherapien können drastisch sein und reichen von Übelkeit und Erschöpfung bis hin zu Haarverlust und Schmerzen (Siehe Seite: 71). Doch auch die psychischen Belastungen sind erheblich. Viele Patienten kämpfen mit Selbstzweifeln und dem Gefühl, die Kontrolle über ihren Körper verloren zu haben.

Die Rolle der Familie und des sozialen Umfelds

Neben den direkten medizinischen Herausforderungen spielt das soziale Umfeld eine entscheidende Rolle im Therapieverlauf. Partner, Kinder, Freunde und Kollegen sind oft Teil des Prozesses – sowohl als Unterstützung als auch als zusätzliche Quelle von Druck und Erwartungen.
Viele Angehörige fühlen sich hilflos und überfordert, während Patienten mit Schuldgefühlen kämpfen, weil sie ihren Liebsten zur Last fallen könnten.

Entscheidungsfindung und Patientenautonomie

Ein wichtiger Aspekt in der Therapiephase ist die Frage der Autonomie. Patienten sollen in der Lage sein, selbstbestimmte Entscheidungen über ihre Behandlung zu treffen – doch oft fehlt es an ausreichenden Informationen oder an der emotionalen Klarheit, um solche Entscheidungen zu fällen.

Der lange Weg zurück–Rehabilitation und Leben nach Krebs

Die Beendigung der Therapie markiert für viele Patienten nicht das Ende ihres Kampfes. Vielmehr beginnt eine neue Phase: die Rückkehr in den Alltag und die Herausforderung, ein Leben nach Krebs zu gestalten. Doch diese Phase ist nicht nur von körperlichen und psychischen Herausforderungen geprägt, sondern auch von der ständigen Konfrontation mit der Möglichkeit eines Rückfalls – oft ausgelöst durch die Strukturen und Methoden der Nachsorge.

Ein fragwürdiger Kreislauf

Die ständigen Kontrollen und die Suche nach Anzeichen für ein Rezidiv setzen einen Kreislauf in Gang: Jede Untersuchung kann neue Unsicherheiten aufwerfen, die wiederum zu weiteren Untersuchungen führen. Diese Fokussierung auf mögliche Rückfälle verhindert oft, dass Patienten einen Abschluss mit ihrer Erkrankung finden und nach vorne blicken können.
Herr K., 49 Jahre alt, sagt: „Ich habe das Gefühl, dass ich nie wirklich geheilt sein darf. Die Ärzte erinnern mich ständig daran, dass es zurückkommen könnte. Wie soll man da zur Ruhe kommen?"

Angst durch Nachsorge und Prävention

Viele Krebspatienten erleben die Phase der Nachsorge nicht als beruhigend, sondern als erneute Quelle der Angst. Statt Vertrauen zu stärken, erinnern Kontrolluntersuchungen oft an die Krankheit und wecken die Sorge vor einem Rückfall. Die ständige Konfrontation mit potenziellen Befunden kann chronischen Stress verursachen – ein Zustand, der nachweislich das Immunsystem schwächt und die

Lebensqualität beeinträchtigt. Hinzu kommt die emotionale Belastung, vor jeder Untersuchung das Schlimmste zu erwarten, selbst wenn die Ergebnisse unauffällig sind. Ein zukunftsorientierter Ansatz sollte deshalb nicht nur auf medizinische Kontrolle setzen, sondern auf eine ausgewogene Nachsorge, die psychosoziale Unterstützung bietet und die Autonomie der Patienten stärkt. Die Autotransformation (Seite 92) kann hier große Dienste leisten. Weiterhin können individuelle Risikoprofile, achtsamkeitsbasierte Angebote und gezielte psychologische Betreuung helfen, Vertrauen in den eigenen Körper zurückzugewinnen. Nachsorge darf nicht zur ständigen Mahnung werden, sondern sollte helfen, mit Mut und Lebensfreude nach vorn zu blicken.

Die Balance zwischen Achtsamkeit und Vertrauen

Es ist wichtig, dass Patienten nicht in einer Spirale aus Angst und Kontrolle gefangen bleiben. Die medizinische Nachsorge sollte so gestaltet sein, dass sie nicht nur Risiken minimiert, sondern auch das Vertrauen in die Genesung fördert. Denn die ständige Konfrontation mit der Möglichkeit eines Rückfalls kann das Leben eines Patienten überschatten und die Heilung behindern.
Frau M., 45 Jahre alt, beschreibt: „Ich habe irgendwann entschieden, mich nicht mehr bei jedem kleinen Ziehen verrückt zu machen. Stattdessen arbeite ich daran, meinem Körper zu vertrauen. Das hat mir geholfen, mein Leben zurückzugewinnen."

Prävention ohne Angst

Eine der zentralen Fragen ist, wie Prävention gestaltet werden kann, ohne die Angst vor Rezidiven zu verstärken. Ein achtsamer Lebensstil – mit gesunder Ernährung, regelmäßiger Bewegung und einer positiven mentalen Einstellung – kann nicht nur das Risiko für einen Rückfall senken, sondern auch das Gefühl der Kontrolle über das eigene Leben zurückgeben. Gerade die in Teil 3 dieses Buches genannten Techniken können hier eine große Hilfe sein.

Die Immunabwehr im Fokus – Einfluss von Stress und ständiger Kontrolle

Eine zentrale Frage, die in der Diskussion um Nachsorge und Prävention oft übersehen wird, ist die Rolle des Immunsystems. Zahlreiche Studien haben gezeigt, dass das Immunsystem eine entscheidende Rolle nicht nur in der Bekämpfung von Infektionen, sondern auch bei der Kontrolle und Beseitigung von Tumorzellen spielt.

Ständiger psychischer Stress, wie er durch Angst vor Rezidiven und die ständige Erinnerung an die Krankheit ausgelöst wird, hat jedoch nachweislich eine schwächende Wirkung auf die Immunabwehr. Chronische Stresshormone wie Cortisol können entzündungsfördernde Prozesse anregen und die natürliche Abwehr des Körpers behindern. Das führt zu einem paradoxen Ergebnis: Die Maßnahmen, die eigentlich der frühzeitigen Erkennung und Bekämpfung von Rückfällen dienen sollen, können genau die Bedingungen schaffen, unter denen ein Rückfall wahrscheinlicher wird.

Ein alternatives Modell – Vertrauen stärken statt überwachen

Statt Patienten durch eine ständige Überwachung in einem Zustand latenter Angst zu halten, sollten Nachsorge und Prävention auf Maßnahmen fokussieren, die das Vertrauen in den eigenen Körper und die Genesung stärken. Hier sind einige Ansätze, die eine solche Umorientierung unterstützen könnten:

- Wachhypnotische Techniken: Diese Methoden, die oft in der psychologischen Therapie eingesetzt werden, können dazu beitragen, Stress zu reduzieren, das Immunsystem zu stärken und das Vertrauen in die Heilung zu fördern. Studien zeigen, dass wachhypnotische Interventionen sogar zu einer Verbesserung der Lebensqualität und zu einer stärkeren inneren Resilienz führen können. (z.B. Autotransformation Seite 92)
- Achtsamkeitsbasierte Ansätze: Achtsamkeitsübungen, Meditation und Yoga sind weitere Methoden, die nachweislich die Immunfunktion verbessern und gleichzeitig Angstzustände reduzieren können.
- Stärkung sozialer Netzwerke: Die Einbindung in unterstützende Gemeinschaften, wie Selbsthilfegruppen oder spezielle Programme für ehemalige Krebspatienten, kann das Gefühl der Isolation verringern und gleichzeitig positive Bewältigungsstrategien fördern. (z.B. www.Biokrebs.de Heidelberg)

Die Verantwortung der Ärzte und des Systems

Ärzte und das Gesundheitssystem spielen eine entscheidende Rolle dabei, wie Nachsorge und Prävention gestaltet werden. Sie müssen erkennen, dass die Gesundheit eines Patienten nicht nur durch Kontrollmechanismen, sondern auch durch die Förderung von Vertrauen, Ruhe und positiven Lebensperspektiven gestärkt werden kann. Patienten brauchen Mutmacher, keine Mahner.

Ein Plädoyer für einen neuen Umgang mit Nachsorge

Dieses Kapitel ruft dazu auf, Nachsorge und Prävention neu zu denken – weg von einer Kontrolle, die auf Angst basiert, hin zu einer Unterstützung, die auf Vertrauen und Stärkung setzt. Es ist an der Zeit, Patienten nicht nur medizinisch, sondern ganzheitlich zu betrachten und ihnen die Werkzeuge an die Hand zu geben, die sie wirklich brauchen, um ihr Leben nach der Krankheit selbstbewusst und ohne lähmende Furcht zu gestalten.

Die stille Last – Angehörige im Schatten der Diagnose

Eine Krebsdiagnose betrifft nicht nur den Patienten selbst, sondern verändert auch das Leben seiner Angehörigen. Partner, Kinder, Eltern und Freunde finden sich oft unvorbereitet in einer Rolle wieder, die sie physisch und emotional fordert. Ein Forschungsteam um Choudry* hat in einer Studie untersucht, wie sich eine Krebsdiagnose eines nahestehenden Menschen auf die psychische und körperliche Gesundheit der Familie auswirkt. Dafür werteten sie die Gesundheitsdaten von fast 50.000 Krebspatienten und rund 78.000 Angehörigen aus. Zum Vergleich wurden auch Daten von Menschen ohne eine Krebserkrankung und ihren Familienangehörigen betrachtet. Die Ergebnisse waren alarmierend: Ein Jahr nach der Krebsdiagnose hatten Angehörige ein um 10 % höheres Risiko für psychische Probleme und ein um 28 % erhöhtes Risiko für Herz-Kreislauf-Erkrankungen.

Trotz dieser Belastung gibt es für Angehörige nur wenige Unterstützungsangebote. Die Forschenden fordern daher eine bessere Betreuung und Unterstützung für Familienmitglieder von Krebspatien-ten.(*Choudry MM et al., Cancer 2024 ;130:4061-70)

Dieses Kapitel beleuchtet die Herausforderungen und Chancen, die diese Situation mit sich bringt, und zeigt Wege auf, wie Angehörige unterstützt werden können.

Die emotionale Achterbahnfahrt der Angehörigen - Die erste Reaktion: Schock und Überforderung

Die Nachricht, dass ein geliebter Mensch an Krebs erkrankt ist, löst oft ähnliche Gefühle wie bei den Betroffenen aus: Schock und Hilflosigkeit. Viele Angehörige berichten von einem inneren Konflikt – zwischen dem

Wunsch, stark zu sein, und dem Bedürfnis, selbst Trost und Unterstützung zu finden.

Frau R., deren Ehemann an Lymphdrüsenkrebs erkrankte, beschreibt: „Ich wusste nicht, was ich sagen sollte. Ich wollte ihm Mut machen, aber innerlich war ich völlig aufgelöst. Es fühlte sich an, als hätte jemand unser Leben pausiert."

Verlust der eigenen Identität

Viele Angehörige übernehmen die Rolle des Pflegers oder der moralischen Stütze und stellen dabei ihre eigenen Bedürfnisse zurück. Dies kann zu Erschöpfung und dem Gefühl führen, die eigene Identität zu verlieren.

Die Balance zwischen Nähe und Distanz - Die Gefahr der Überfürsorglichkeit

Angehörige möchten oft alles tun, um zu helfen – manchmal bis zu dem Punkt, an dem sie die Autonomie des Patienten unbeabsichtigt einschränken. Ein zu starkes Kontrollbedürfnis kann jedoch Spannungen erzeugen und den Patienten das Gefühl geben, entmündigt zu werden.

Den Raum für eigene Emotionen schaffen

Es ist wichtig, dass Angehörige nicht nur die Bedürfnisse des Patienten, sondern auch ihre eigenen Gefühle ernst nehmen. Der Austausch mit Freunden, Therapeuten oder in Selbsthilfegruppen kann helfen, das innere Gleichgewicht zu bewahren.

Praktische Unterstützung und Herausforderungen - Die unsichtbare Arbeit der Angehörigen

Angehörige übernehmen oft Aufgaben, die weit über die emotionale Unterstützung hinausgehen:

- Organisation von Arztterminen
- Kommunikation mit Ärzten und Pflegekräften
- Unterstützung bei der Medikation und Behandlung

Diese Rolle wird selten ausreichend anerkannt, obwohl sie einen enormen Einfluss auf den Heilungsprozess des Patienten hat.

Die Bedeutung von Netzwerken

Ein gut organisiertes Unterstützungsnetzwerk kann den Alltag der Angehörigen erheblich erleichtern. Dies können Freunde, Nachbarn oder professionelle Dienste sein.
Herr T., der seine Mutter während ihrer Chemotherapie betreute, sagt: „Ich habe schnell gelernt, dass ich nicht alles allein machen muss. Hilfe anzunehmen war anfangs schwer, aber letztlich war es eine enorme Erleichterung."

Angehörige als emotionale Stütze Die Bedeutung von Kommunikation

Eine offene Kommunikation zwischen Patienten und Angehörigen ist essenziell. Fragen wie „Wie kann ich dir helfen?" oder „Was brauchst du gerade?" geben dem Patienten das Gefühl, gehört zu werden, ohne bevormundet zu werden.

Die Balance zwischen Hoffnung und Realität

Angehörige möchten dem Patienten oft Hoffnung geben, aber auch die Realität nicht ausblenden. Hier ist Sensibilität gefragt: Wie kann man Zuversicht vermitteln, ohne falsche Erwartungen zu wecken?

Selbstfürsorge für Angehörige - Warum Selbstfürsorge kein Luxus ist

Angehörige neigen dazu, ihre eigenen Bedürfnisse zu ignorieren. Doch wer erschöpft ist, kann auf Dauer keine Unterstützung leisten. Regelmäßige Pausen, Hobbys oder Zeit für sich selbst sind keine egoistischen, sondern notwendige Maßnahmen.

Professionelle Hilfe in Anspruch nehmen

Psychologische Unterstützung oder Coaching kann Angehörigen helfen, mit den Herausforderungen besser umzugehen. Auch Entspannungstechniken wie Meditation oder Yoga können Stress reduzieren.

Ein gemeinsamer Weg durch die Krise - Das Potenzial für Wachstum So herausfordernd eine Krebserkrankung für Angehörige sein mag, bietet sie auch Chancen für persönliches Wachstum und tiefere Beziehungen. Viele berichten, dass sie durch die gemeinsame Bewältigung der Krise enger zusammengerückt sind und eine neue Wertschätzung für das Leben entwickelt haben.
Frau M., deren Sohn mit 29 Jahren an einem Gehirntumor erkrankte, sagt: „Es war die schwierigste Zeit meines Lebens. Aber ich habe gelernt, wie stark unsere Familie ist und wie wichtig es ist, die kleinen Dinge zu schätzen."

Ärzte und Pflegekräfte – Die Unterstützung der Angehörigen

Während Ärzte und Pflegekräfte in erster Linie die medizinische Versorgung der Patienten sicherstellen, spielt ihre Rolle im Umgang mit den Angehörigen ebenfalls eine entscheidende Rolle. Angehörige sind oft die wichtigsten Unterstützer des Patienten und gleichzeitig selbst emotional belastet. In diesem Kapitel beleuchten wir, wie das medizinische Personal gezielt auf Angehörige eingehen kann, um sie zu stärken und in den Heilungsprozess des Patienten einzubinden.

Angehörige als Teil des therapeutischen Teams - Die Bedeutung der Einbindung

Angehörige kennen den Patienten oft besser als jeder Arzt oder Pfleger. Sie können wichtige Informationen zu dessen Alltag, Vorlieben und Ängsten liefern. Ärzte und Pflegekräfte sollten diese Ressourcen nutzen, indem sie Angehörige aktiv in Gespräche und Entscheidungen einbeziehen.
Ein Beispiel: Bei der Wahl einer Chemotherapie können Angehörige wertvolle Hinweise darauf geben, wie der Patient bisher auf Stress reagiert hat oder welche Lebensumstände die Behandlung beeinflussen könnten.

Transparenz und offene Kommunikation

Eine klare und einfühlsame Kommunikation über den Zustand des Patienten, mögliche Therapien und deren Nebenwirkungen ist essenziell. Angehörige fühlen sich oft hilflos, wenn sie das Gefühl haben, nicht vollständig informiert zu sein. Es ist wichtig für den Arzt, die Angehörigen mit ins Boot zu holen. Sie müssen wissen, was auf sie zukommt, aber auch, was sie tun können, um den Patienten zu unterstützen.

Die Herausforderung emotionaler Belastung - Der Umgang mit Angst und Schuldgefühlen

Viele Angehörige kämpfen mit Schuldgefühlen, weil sie glauben, nicht genug zu tun, oder mit Ängsten, den Patienten zu verlieren. Pflegekräfte und Ärzte können helfen, diese Gefühle zu adressieren, indem sie Verständnis zeigen und klar machen, dass es normal ist, sich so zu fühlen.

Unterstützung durch medizinisches Personal

Nicht jeder Angehörige hat Zugang zu psychologischer Betreuung, obwohl der Bedarf oft groß ist. Medizinisches Personal sollte darauf achten, Betroffenen Angebote wie psychoonkologische Beratungen oder Selbsthilfegruppen vorzustellen.

Praktische Unterstützung durch das medizinische Personal
Pflegekräfte als Ansprechpartner

Pflegekräfte sind oft diejenigen, die den engsten Kontakt zu Patienten und Angehörigen haben. Sie können durch kleine Gesten wie ein aufmerksames Gespräch oder das Angebot von Informationsmaterialien viel bewirken.

Organisation von Entlastungsangeboten

Medizinisches Personal kann Angehörigen dabei helfen, Entlastungsmöglichkeiten zu nutzen, beispielsweise:

- Tageskliniken, die die Betreuung des Patienten übernehmen.
- Ehrenamtliche Angebote, die Unterstützung im Alltag bieten.
- Informationen über Pflegehilfsmittel und finanzielle Hilfen.

Empathie im medizinischen Alltag - Die Kunst des Zuhörens

Oft genügt es, wenn Ärzte oder Pflegekräfte ein offenes Ohr für die Sorgen und Ängste der Angehörigen haben. Das Gefühl, gehört zu werden, kann emotionale Entlastung schaffen.

Grenzen erkennen und akzeptieren

Trotz aller Bemühungen ist es wichtig, die eigenen Grenzen auch als medizinisches Personal zu erkennen. Nicht jede Frage hat eine sofortige Antwort, und nicht jedes Problem kann gelöst werden. Hier ist Ehrlichkeit gefragt – gepaart mit der Bereitschaft, gemeinsam nach Lösungen zu suchen.

Angehörige in der Nachsorge - Langfristige Unterstützung planen

Nach Abschluss der Akutbehandlung stehen viele Angehörige vor neuen Herausforderungen, etwa bei der Pflege des Patienten zu Hause oder der emotionalen Verarbeitung der Krankheit. Ärzte und Pflegekräfte sollten darauf vorbereitet sein, auch in dieser Phase Begleitung anzubieten oder an entsprechende Stellen weiterzuvermitteln.

Prävention und Selbstfürsorge fördern

Angehörige neigen dazu, sich selbst zu vernachlässigen. In Gesprächen kann das medizinische Personal darauf hinweisen, wie wichtig die eigene Gesundheit ist – sowohl physisch als auch psychisch.

Fazit: Angehörige sind oft die stillen Helden im Kampf gegen den Krebs. Sie tragen eine immense Last, die jedoch durch Unterstützung, Selbstfürsorge und offene Kommunikation leichter werden kann. Dieses Kapitel ist ein Appell, die Bedürfnisse von Angehörigen stärker in den Fokus zu rücken – denn auch sie brauchen Kraft, Mut und Halt, um den Weg an der Seite des Patienten zu gehen. Die Unterstützung von Angehörigen ist kein „Nebenprodukt" der Patientenversorgung, sondern ein integraler Bestandteil einer ganzheitlichen Behandlung. Ärzte und Pflegekräfte tragen eine besondere Verantwortung, Angehörigen mit Empathie, Wissen und praktischer Hilfe zur Seite zu stehen. Denn je besser die Angehörigen betreut werden, desto stärker können sie selbst den Patienten unterstützen – und so gemeinsam den Heilungsprozess fördern.

Kulturelle Unterschiede in der Wahrnehmung von Krankheit und Therapie – Wie beeinflusst der kulturelle Kontext medizinische Entscheidungen?

Krankheit ist nicht nur eine biologische Tatsache, sondern auch ein kulturelles Konstrukt. Der kulturelle Hintergrund eines Menschen beeinflusst, wie er Krankheit versteht, erlebt und darauf reagiert – und damit auch, welche Therapieentscheidungen er trifft.

Krankheitsverständnis in verschiedenen Kulturen - Westlicher Ansatz: Medizin als Wissenschaft

In vielen westlichen Ländern wird Krankheit als biologisches Problem betrachtet, das mit wissenschaftlichen Methoden untersucht und behandelt werden kann. Patienten suchen vor allem nach medizinischer Expertise und effektiven Behandlungen.

Ganzheitliche Perspektiven: Asien und Afrika

In asiatischen und afrikanischen Kulturen wird Krankheit häufig als Ungleichgewicht im Körper oder als Störung der Verbindung zwischen Körper, Geist und Umwelt gesehen. Traditionelle Heilmethoden wie Ayurveda, TCM (Traditionelle Chinesische Medizin) oder Kräutermedizin spielen hier eine wichtige Rolle.

Spirituelle Dimensionen: Lateinamerika und indigene Kulturen

In vielen lateinamerikanischen und indigenen Kulturen wird Krankheit oft als spirituelles Problem wahrgenommen. Heiler und Rituale sind wichtige Bestandteile des Heilungsprozesses, und die Gemeinschaft ist in den Genesungsprozess eingebunden.

Wie Kultur Therapieentscheidungen beeinflusst - Vertrauen in die Mainstream-Medizin

In westlichen Kulturen wird die evidenzbasierte Medizin oft als primäre Option gesehen, während in anderen Ländern traditionelle oder spirituelle Heilmethoden bevorzugt werden – auch in Kombination mit moderner Medizin.

Die Rolle der Familie

In kollektivistisch geprägten Kulturen wie Japan, Indien oder Mexiko spielen Familien eine zentrale Rolle bei Therapieentscheidungen. Die individuelle Präferenz des Patienten tritt manchmal hinter die Meinung der Familie zurück.

Wahrnehmung von Risiko und Heilung

Während in westlichen Ländern ein starker Fokus auf objektive Heilungsraten und Nebenwirkungen liegt, zählen in anderen Kulturen subjektive Erfahrungen und die Wahrung von Lebensqualität mehr.

Herausforderungen für das medizinische Personal - Kulturelle Kompetenz

Ärzte und Pflegekräfte stehen vor der Herausforderung, kulturelle Unterschiede zu respektieren und gleichzeitig evidenzbasierte medizinische Behandlungen anzubieten. Fehlende Sensibilität kann zu Missverständnissen und Misstrauen führen.

Kommunikation und Übersetzung

Die Sprache spielt eine entscheidende Rolle. In vielen multikulturellen Gesellschaften ist die sprachliche Barriere ein großes Hindernis. Auch die Übersetzung von medizinischen Konzepten in kulturell verständliche Begriffe ist essenziell.

Lernen von kultureller Vielfalt

Die Integration kultureller Perspektiven in die medizinische Versorgung bietet Chancen, die Therapie zu verbessern und Patienten ganzheitlicher zu unterstützen. Ein Modell der „kulturell informierten Medizin" könnte dazu beitragen, die Qualität der Versorgung zu erhöhen und die Zusammenarbeit zwischen Patienten und medizinischem Personal zu stärken.

Fazit: Sowohl die strukturellen Unterschiede in Gesundheitssystemen als auch die kulturellen Unterschiede in der Wahrnehmung von Krankheit und Therapie eröffnen wertvolle Lernmöglichkeiten. Wenn wir die Stärken verschiedener Ansätze anerkennen und integrieren, können wir eine global besser abgestimmte und empathischere Gesundheitsversorgung schaffen.

Zusammenfassung der wichtigsten Erkenntnisse

Die Macht der Worte:
- Die Art und Weise, wie die Diagnose vermittelt wird, hat tiefgreifende Auswirkungen auf die Wahrnehmung und den Umgang mit der Krankheit. Eine empathische Kommunikation ist entscheidend, um Vertrauen zu schaffen und

Hoffnung zu geben, ohne unrealistische Erwartungen zu wecken.

Die emotionale Dimension:
- Angst, Depression, Hoffnung, Wut und Verzweiflung prägen den Umgang mit Krebs. Psychologische Unterstützung und einfühlsame Begleitung sind ebenso wichtig wie die medizinische Behandlung.

Das Gesundheitssystem:
- Wirtschaftliche Zwänge und organisatorische Hürden dürfen nicht auf Kosten der Menschlichkeit gehen. Patienten benötigen nicht nur effiziente, sondern auch patientenorientierte Versorgung, die ihre individuellen Bedürfnisse berücksichtigt.

Komplementäre Ansätze:
- Ganzheitliche Therapien, die den Körper, den Geist und die Seele einbeziehen, haben, sofern sie vom Patienten gewünscht werden, einen positiven Einfluss auf den Heilungsprozess. Die Integration komplementärer Methoden in die Mainstream-Medizin bietet eine Chance, die Persönlichkeit des Patienten stärker in den Mittelpunkt zu stellen.

Kulturelle und systemische Perspektiven:
- Der Blick über den Tellerrand – auf andere Gesundheitssysteme und kulturelle Ansätze – eröffnet neue Möglichkeiten, wie Patienten besser betreut und Therapiemethoden optimiert werden können.

Persönliche Botschaft an Patienten und Ärzte

An die Patienten:

Sie stehen im Mittelpunkt dieses Buches. Ihre Stimme, Ihre Erfahrungen und Ihre Bedürfnisse sind entscheidend, um das Gesundheitssystem zu verbessern. Es ist Ihr Recht, informiert, respektiert und unterstützt zu werden. Lassen Sie sich nicht von der Schwere der Diagnose entmutigen – Sie sind nicht allein. Suchen Sie nach Wegen, die für Sie funktionieren, und scheuen Sie sich nicht, zweite oder dritte Meinungen anzuhören und Unterstützung einzufordern.

An die Ärzte:

Die Arbeit, die Sie leisten, ist von unschätzbarem Wert. Doch vergessen Sie nie, dass hinter jedem Fall, jeder Diagnose und jeder Statistik ein Mensch steht. Ein Mensch mit Ängsten, Hoffnungen und einem Leben, das durch Ihre Worte und Taten geprägt wird. Empathie und Menschlichkeit sind keine Schwächen – sie sind Ihre stärksten Werkzeuge.

Ein Appell für Menschlichkeit

Das vorliegende Buch hat sich einer zentralen Frage gewidmet: Wie beeinflusst die Diagnose Krebs nicht nur den Körper, sondern auch die Seele und das Leben eines Menschen? Dabei haben wir die emotionalen, psychologischen und systemischen Herausforderungen beleuchtet, die mit dieser Erkrankung einhergehen – und gleichzeitig Wege aufgezeigt, wie Ärzte, Patienten und die Gesellschaft gemeinsam die Behandlung und den Umgang mit Krebs verbessern können.

Am Ende geht es darum, den Patienten in den Mittelpunkt zu stellen – nicht nur als medizinischen Fall, sondern als Mensch mit einer einzigartigen Geschichte. Die Diagnose Krebs ist nicht nur eine medizinische Herausforderung, sondern eine Lebensaufgabe, die uns alle betrifft: Ärzte, Patienten, Angehörige und die Gesellschaft.

Lasst uns gemeinsam daran arbeiten, ein Gesundheitssystem zu schaffen, das nicht nur effizient, sondern auch menschlich ist. Lasst uns dafür sorgen, dass Patienten nicht nur behandelt, sondern auch gehört und verstanden werden. Denn die Menschlichkeit ist es, die letztlich über Heilung und Hoffnung entscheidet.

Der allgemeine Teil dieses Buch endet hier, aber die Diskussion und der Wandel, den es anstoßen möchte, sollen weitergehen – in den Arztzimmern, Krankenhäusern, bei Patienten zu Hause und in den Köpfen all jener, die etwas bewegen wollen.

Teil 2 – die Therapie

Die Schattenseite der Fortschritte – Die Nebenwirkungen moderner Therapien

Die moderne Medizin hat in der Krebsbehandlung erhebliche Fortschritte erzielt. Präzisionsmedizin, Immuntherapien und gezielte Medikamente eröffnen Patienten heute Chancen, die vor wenigen Jahrzehnten unvorstellbar waren. Doch diese Errungenschaften haben auch eine Schattenseite: die oft erheblichen Nebenwirkungen der Therapien.

Während Chemotherapien, Strahlenbehandlungen und neue Wirkstoffe gezielt Tumore angreifen, belasten sie häufig auch den gesamten Organismus. Dieses Kapitel beleuchtet die körperlichen, psychischen und sozialen Folgen moderner Therapien und stellt die Frage: Wieviel Belastung ist vertretbar, und wie kann das Gleichgewicht zwischen Therapieerfolg und Lebensqualität gewahrt werden?

Der Körper unter Beschuss – Physische Nebenwirkungen

Krebstherapien sind oft ein Kampf gegen die Zeit. Um den Tumor zu bekämpfen, werden Behandlungen eingesetzt, die auch gesunde Zellen schädigen können. Die bekanntesten Nebenwirkungen sind:

- Fatigue: Eine lähmende Erschöpfung, die den Alltag vieler Patienten beherrscht.
- Haarausfall und Hautveränderungen: Sichtbare Zeichen der Krankheit, die zusätzlich zur psychischen Belastung beitragen.
- Organschäden: Herz, Leber oder Nieren können durch Medikamente oder Strahlenbehandlungen langfristig geschädigt werden.

- Schmerzen und Missempfindungen: Neuropathien, die durch Chemotherapie entstehen, beeinträchtigen das Nervensystem und können chronisch werden.

Die unsichtbaren Narben – Psychische und soziale Folgen

Neben den körperlichen Belastungen hinterlassen Krebstherapien oft auch psychische Narben. Die Diagnose und die damit verbundene Behandlung können Angst, Depression und ein vermindertes Selbstwertgefühl auslösen.

Hinzu kommt, dass viele Patienten soziale Herausforderungen erleben:

- Arbeitsfähigkeit: Viele Betroffene stehen vor der Frage, ob sie nach der Behandlung wieder in den Beruf zurückkehren können.
- Isolation: Der Verlust sozialer Kontakte oder das Gefühl, nicht mehr Teil des normalen Lebens zu sein, belastet viele.
- Familiäre Spannungen: Partner und Familienmitglieder erleben oft ebenfalls Stress und Überforderung, was die Beziehungen belasten kann.

Das Dilemma der Übertherapie

Ein wachsendes Problem ist die sogenannte Übertherapie. Manche Behandlungen werden aus Sicherheitsgründen oder aufgrund von Leitlinien durchgeführt, obwohl ihr Nutzen für den einzelnen Patienten begrenzt ist. Patienten berichten oft, dass sie sich in einem Kreislauf von Behandlungen gefangen fühlen, ohne ausreichend über die Alternativen aufgeklärt zu werden.

Ein Plädoyer für mehr Individualität in der Therapie

Patienten sind keine Statistiken, und Therapien sollten nicht nur auf medizinischen Standardprotokollen basieren. Eine individuelle Abwägung von Nutzen und Risiken ist entscheidend, um die Lebensqualität der Patienten zu bewahren.

Es gibt keine pauschale Antwort darauf, welche Therapie die richtige ist. Jeder Patient hat andere Prioritäten und Bedürfnisse, und es ist unsere Aufgabe, diese in den Mittelpunkt zu stellen."

Komplementäre Ansätze – Zwischen Wissenschaft und Hoffnung

Komplementäre Ansätze zur Nebenwirkungsbewältigung und Heilungsförderung

In den letzten Jahrzehnten hat sich die medizinische Behandlung von Krebs rasant weiterentwickelt. Dennoch suchen viele Patienten ergänzend zur Mainstream-Medizin nach alternativen und komplementären Ansätzen, die sie in ihrer Heilung unterstützen können. Diese Methoden bieten nicht nur zusätzliche Hoffnung, sondern berücksichtigen oft auch psychosoziale und spirituelle Dimensionen, die in der konventionellen Medizin zu kurz kommen. Komplementäre Methoden zielen darauf ab, Nebenwirkungen der Mainstream-medizinischen Therapien zu lindern, die Lebensqualität zu steigern und die Heilungschancen zu verbessern.

Die traditionelle schulmedizinische Nachsorge konzentriert sich primär auf die Überwachung und frühzeitige Erkennung von Rückfällen. Doch eine rein medizinische Sichtweise greift oft zu kurz. Alternative und komplementäre Ansätze bieten die Chance, die Nachsorge so zu gestalten, dass sie nicht nur körperliche, sondern auch seelische und geistige Heilung unterstützt.

Komplementäre Ansätze sollten immer in enger Abstimmung mit den behandelnden Ärzten erfolgen, um Wechselwirkungen mit Mainstream-medizinischen Therapien zu vermeiden. Am besten wählt man Ärzte, die in Onkologie, Psychosomatik und Komplementärmedizin erfahren sind und neutral denken. Es ist von Vorteil, wenn der behandelnde Arzt das Spektrum und die Möglichkeiten der sogenannten integrativen Medizin kennt und vielleicht auch selbst anwendet. Das Ziel ist nicht, eine Therapie durch die andere zu ersetzen, sondern eine Symbiose zu schaffen, die die Heilung auf allen Ebenen fördert.

Ernährung und Krebs

Die Bedeutung der Ernährung im Kampf gegen Krebs wird zunehmend anerkannt. Eine gezielte Ernährung kann den Körper während und nach der Therapie unterstützen.

- Antientzündliche Ernährung: Eine Ernährung, die reich an Obst, Gemüse, Vollkornprodukten, gesunden Fetten und Gewürzen wie Kurkuma ist, kann helfen, Entzündungsprozesse im Körper zu reduzieren. Lebensmittel wie Beeren, grünes Gemüse, Kurkuma und Omega-3-Fettsäuren können entzündungshemmend wirken und das Immunsystem stärken.
- Fasten: Intermittierendes Fasten oder Fastenkuren werden untersucht, da sie möglicherweise das Tumorwachstum verlangsamen und die Wirkung von Chemotherapien verbessern können. Durch das Fasten wird der Prozess der Autophagie – die Selbstreinigung der Zellen – aktiviert. Dies könnte dabei helfen, geschädigte oder entartete Zellen zu eliminieren und die Heilung zu fördern.
- Individuelle Anpassung: Ernährungsberatung, die auf den spezifischen Bedarf des Patienten zugeschnitten ist, spielt eine zentrale Rolle.
- Unterstützung des Immunsystems: Lebensmittel mit hohem Gehalt an Antioxidantien, wie Beeren, grüner Tee und Nüsse, können die Immunabwehr stärken.
- Anpassung an individuelle Bedürfnisse: Bei Nebenwirkungen wie Übelkeit oder Appetitlosigkeit können

spezielle Ernährungspläne helfen, den Nährstoffbedarf zu decken und den Körper zu stabilisieren.

- Krebsbekämpfende Lebensmittel: Kreuzblütler wie Brokkoli, Blumenkohl und Grünkohl sind reich an Sulforaphan, einem Wirkstoff mit nachgewiesener krebshemmender Wirkung.
- Reduktion von Zucker und raffinierten Kohlenhydraten: Krebszellen sind bekannt dafür, Glukose als Energiequelle zu nutzen. Eine Reduktion von Zucker und hochverarbeiteten Kohlenhydraten kann helfen, den Stoffwechsel von Krebszellen zu stören.
- Fettsäuren im Fokus: Gesunde Fette: Avocados, Nüsse und Samen liefern Omega-3-Fettsäuren, die entzündungshemmend wirken.
- Vermeidung von Transfetten: Margarine und industriell verarbeitete Produkte enthalten oft Transfette, die Entzündungen fördern können.
- Individuelle Anpassung der Ernährung: Jeder Mensch ist unterschiedlich, und das gilt auch für den Ernährungsbedarf während und nach einer Krebserkrankung. Individuelle Faktoren wie der Allgemeinzustand, Begleiterkrankungen und persönliche Vorlieben sollten berücksichtigt werden. Eine Beratung durch Ernährungsexperten oder spezialisierte Diätologen (Ernährungsberater) kann hierbei wertvolle Unterstützung bieten.
- Ernährung bei Chemotherapie und Strahlentherapie: Während der Therapie kämpfen viele Patienten mit Appetitlosigkeit, Geschmacksveränderungen oder Übelkeit. In solchen Fällen sind nährstoffreiche und leicht verdauliche Lebensmittel entscheidend, um Mangelernährung vorzubeugen.

- Die psychologische Komponente der Ernährung: Ernährung ist mehr als nur die Aufnahme von Nährstoffen. Sie kann auch eine wichtige Rolle im emotionalen Wohlbefinden spielen.
- Rituale und Genuss: Selbst in schwierigen Zeiten können das bewusste Zubereiten und Genießen von Mahlzeiten eine Quelle der Freude und Normalität sein.
- Selbstermächtigung: Patienten, die aktiv an ihrer Ernährung arbeiten, berichten häufig von einem stärkeren Gefühl der Kontrolle über ihre Gesundheit.
- Kritik und Herausforderungen: Trotz der vielen Vorteile einer gezielten Ernährung gibt es auch Herausforderungen: Überinformation: Patienten sind oft mit widersprüchlichen Informationen konfrontiert und wissen nicht, welchen Empfehlungen sie folgen sollen.
- Zeit und Kosten: Eine gesunde Ernährung erfordert Zeit und finanzielle Ressourcen, die nicht allen Patienten zur Verfügung stehen.

Fazit: Ernährung ist ein kraftvolles Werkzeug in der Krebsnachsorge, das weit über die rein körperliche Ebene hinauswirkt. Eine bewusste, auf die individuellen Bedürfnisse abgestimmte Ernährungsweise kann nicht nur die Heilung fördern, sondern auch das allgemeine Wohlbefinden stärken.

Bewegung: Die heilende Kraft der Aktivität

In der ganzheitlichen Betrachtung einer Krebserkrankung spielen Bewegung, Meditation und Stressmanagement eine zentrale Rolle. Diese Ansätze ergänzen medizinische Therapien, indem sie Körper und Geist stärken und helfen, den Heilungsprozess zu fördern. Studien zeigen, dass körperliche Aktivität eine der wirksamsten Methoden zur Verbesserung der Lebensqualität bei Krebspatienten ist. Bewegung hat nachweislich positive Effekte auf das Immunsystem, die Stimmung und die allgemeine Lebensqualität. Für Krebspatienten ist körperliche Aktivität jedoch oft mit Unsicherheiten verbunden.

Regelmäßige Bewegung: Moderate Bewegung, wie Spazierengehen, Schwimmen oder leichtes Krafttraining, verbessert die Durchblutung, fördert den Stoffwechsel und stärkt das Herz-Kreislauf-System. Moderate Bewegung wie Yoga, Tai Chi oder Qigong hat nachweislich positive Auswirkungen auf das Wohlbefinden und kann Nebenwirkungen der Krebsbehandlung wie Müdigkeit und Angst reduzieren. Yoga oder Pilates können helfen, die Beweglichkeit zu erhalten, Schmerzen zu lindern und das Körpergefühl zu verbessern.

Individuelle Anpassung

Bewegungstherapeuten entwickeln Programme, die auf die jeweiligen Einschränkungen und Bedürfnisse der Patienten abgestimmt sind.

- Leichte Bewegung: Spazierengehen, Yoga oder Tai-Chi sind sanft und fördern gleichzeitig die Beweglichkeit.
- Rehabilitationstraining: Spezielle Programme in Reha-Kliniken oder Krebszentren können auf die Bedürfnisse von Patienten zugeschnitten werden.
- Bewegung als psychologischer Anker: Bewegung ist nicht nur eine physische, sondern auch eine mentale Ressource. Regelmäßige Aktivitäten geben Struktur, lenken vom Krankheitsstress ab und fördern das Selbstwertgefühl.

Atemübungen

Tiefes, bewusstes Atmen wirkt beruhigend auf das Nervensystem und kann Stresshormone senken.

Progressive Muskelentspannung

Diese Methode kombiniert körperliche Entspannung mit mentaler Ruhe und hilft, Anspannungen zu lösen.

Phytotherapie

Pflanzenextrakte wie Ingwer gegen Übelkeit oder Mariendistel zur Unterstützung der Leber können sanfte Hilfen sein. Pflanzen wie Mistel (Iscador), grüner Tee oder Kurkuma werden als ergänzende Therapien eingesetzt. Sie sollen die Immunabwehr stärken und Nebenwirkungen der konventionellen Therapie lindern.

Homöopathie

Obwohl wissenschaftlich umstritten, berichten viele Patienten von positiven Effekten bestimmter homöopathischer Mittel zur Symptomlinderung (siehe Kapitel. Informationsmedizin – Zwischen Glauben und Wissenschaft Seite 96).

Traditionelle Chinesische Medizin (TCM)

Akupunktur hat sich als wirksam bei der Reduktion von Schmerzen und Übelkeit erwiesen. Kräutertherapien der TCM können individuell auf die Bedürfnisse der Patienten abgestimmt werden. Kräuter wie

Ginseng oder Astragalus werden in der TCM zur Unterstützung des Energieflusses und zur Förderung der Regeneration verwendet.

Autotransformation und mentale Einflussnahme

Durch sie kommt es zu einer Aktivierung innerer Heilkräfte. Es sind Techniken, bei der Patienten in einem Zustand erhöhter Konzentration und Entspannung Zugang zu tieferen Schichten ihres Unterbewusstseins erhalten. In diesem Zustand können Blockaden gelöst und positive Heilungsprozesse angeregt werden.

Diese Techniken, die auf die gezielte Steuerung mentaler Prozesse abzielen, haben in den letzten Jahren verstärkte Aufmerksamkeit in Bezug auf Anwendungsbereiche in der Krebsnachsorge erhalten:

Förderung positiver Gedankenmuster

durch gezielte Suggestionen können Ängste vor Rückfällen abgebaut und das Vertrauen in den eigenen Körper gestärkt werden.

Schmerzmanagement

Viele Patienten berichten, dass wachhypnotische Techniken ihre Schmerzempfindung reduzieren und ihre Lebensqualität verbessern. Visualisierung von Heilung: Das mentale Bild eines gesunden Körpers kann als Katalysator für körperliche Heilungsprozesse dienen. Patienten werden angeleitet, sich Heilung oder eine Reduktion der Tumorgröße bildlich vorzustellen. Diese Methode kann das Gefühl von Kontrolle und Selbstwirksamkeit stärken. Schmerzen werden gelindert, Ängste reduziert und das Vertrauen in die eigene Genesung gefördert.

Psychologische Unterstützung: Den Geist stärken

Ein starker Geist kann den Körper unterstützen. Psychologische Betreuung ist daher ein integraler Bestandteil der komplementären Ansätze.

- Psychoonkologie: Spezialisierte Therapeuten helfen Patienten, ihre Ängste zu bewältigen und neue Perspektiven zu entwickeln.
- Selbsthilfegruppen: Der Austausch mit anderen Betroffenen bietet Trost und praktische Tipps im Umgang mit der Krankheit.
- Positive Psychologie: Der Fokus auf Dankbarkeit, Hoffnung und Lebenssinn kann die Resilienz fördern und die Lebensqualität steigern.

Spirituelle Ansätze und energetische Heilmethoden: Die Suche nach Sinn

Für viele Menschen spielt Spiritualität eine wichtige Rolle im Umgang mit der Krankheit. Genutzt werden dabei:

- Rituale und Gebete: Sie geben Halt und Zuversicht.
- Philosophische Reflexion: Die Auseinandersetzung mit der eigenen Endlichkeit kann neue Lebensperspektiven eröffnen.
- Verbindung mit der Natur: Zeit in der Natur verbringen oder Naturerfahrungen integrieren kann beruhigend und stärkend wirken.

- Reiki und Energieheilung: Diese Methoden basieren auf dem Prinzip, dass energetische Blockaden im Körper gelöst werden können, um die Heilung zu fördern.
- Kunst- und Musiktherapie: Diese kreativen Ansätze bieten Patienten die Möglichkeit, Gefühle auszudrücken, und fördern Resilienz.
- Spirituelle Begleitung: Für viele Patienten ist die Auseinandersetzung mit existenziellen Fragen ein wichtiger Bestandteil ihrer Heilung.

Herausforderungen und Chancen bei der Integration - Akzeptanz in der Mainstream-Medizin

Viele komplementäre Ansätze stoßen in der Mainstream-Medizin noch auf Skepsis, da sie oft nicht den klassischen Standards der Evidenzbasierung entsprechen. Doch zunehmend erkennen auch Ärzte die Bedeutung einer ganzheitlichen Behandlung an.

Die Integration von Mainstream-Medizin und komplementären Ansätzen erfordert Offenheit auf beiden Seiten. Hier sind einige Ansätze, wie dies gelingen kann:

- Interdisziplinäre Teams aus Onkologen, Naturheilkundlern und Psychotherapeuten.
- Mehr Forschung zu komplementären Ansätzen, um deren Wirksamkeit wissenschaftlich zu untermauern.
- Aufklärung von Patienten, um ihnen die Wahlfreiheit zwischen verschiedenen Behandlungsoptionen zu ermöglichen.

Viele komplementäre Ansätze haben inzwischen eine solide wissenschaftliche Basis. Studien zeigen, dass sie Nebenwirkungen der

Krebsbehandlung lindern, die Lebensqualität verbessern und psychische Stabilität fördern können.

Grenzen und Herausforderungen

Es gibt jedoch auch Methoden, deren Wirkung wissenschaftlich nicht belegt ist. Dies birgt die Gefahr, dass Patienten falsche Hoffnungen entwickeln oder Mainstream medizinische Therapien zugunsten alternativer Ansätze ablehnen. Ein informierter Dialog zwischen Patienten und über diese Methoden informierten Ärzten ist daher entscheidend. Ein integrativer Ansatz, der Mainstream-Medizin und komplementäre Methoden vereint, erfordert offene Kommunikation und gegenseitigen Respekt. Ärzte sollten bereit sein, die Wünsche ihrer Patienten zu berücksichtigen und gemeinsam sinnvolle Ergänzungen zur konventionellen Therapie zu entwickeln.

Fazit: Komplementäre Ansätze eröffnen neue Perspektiven in der Nachsorge. Sie setzen nicht auf Kontrolle, sondern auf Stärkung – des Körpers, des Geistes und der Selbstheilungskräfte. In Kombination mit der Mainstream-Medizin können sie dazu beitragen, den Heilungsprozess ganzheitlicher und nachhaltiger zu gestalten.

Achtsamkeit – Der Schlüssel zur inneren Balance

In der ganzheitlichen Betrachtung einer Krebserkrankung spielen Bewegung, Meditation und Stressmanagement eine zentrale Rolle. Diese Ansätze ergänzen medizinische Therapien, indem sie Körper und Geist stärken und helfen, den Heilungsprozess zu fördern.

Achtsamkeit und Meditation als Heilung für den Geist - Stress und Krebs: Eine gefährliche Verbindung.

Chronischer Stress schwächt das Immunsystem, erhöht Entzündungswerte und kann Heilungsprozesse behindern. Krebspatienten erleben oft eine Vielzahl von Stressfaktoren – von der Angst vor Rückfällen bis hin zu Unsicherheiten in Bezug auf Therapieentscheidungen.

Die Rolle von Achtsamkeit

Achtsamkeitsbasierte Ansätze wie MBSR (Mindfulness-Based Stress Reduction) haben sich in der Onkologie als wirksam erwiesen. Sie helfen, Stress zu reduzieren und die Resilienz zu stärken. Was ist MBSR genau?
MBSR ist ein strukturiertes 8-Wochen-Programm, das auf Achtsamkeitsmeditation, Körperwahrnehmung (Body Scan) und sanften Yoga-Übungen basiert. Ziel ist es, den gegenwärtigen Moment bewusst und nicht wertend wahrzunehmen. Es bewirkt:

- Verminderung von Angst und Depression: Achtsamkeit kann helfen, das Gedankenkarussell zu durchbrechen und sich auf den gegenwärtigen Moment zu konzentrieren.

- Stärkung der Selbstwahrnehmung: Patienten lernen, die Signale ihres Körpers bewusster wahrzunehmen und darauf zu reagieren.
- Förderung der Akzeptanz: Meditation unterstützt dabei, mit schwierigen Emotionen wie Angst oder Trauer umzugehen, ohne sie zu verdrängen.

Praktische Übungen für den Alltag

- Atemübungen: Konzentrieren Sie sich auf Ihre Atmung, um innere Ruhe zu finden.
- Body Scan: Eine geführte Meditation, bei der man den Körper von Kopf bis Fuß bewusst wahrnimmt.
- Dankbarkeitstagebuch: Jeden Tag drei Dinge notieren, für die man dankbar ist, hilft, den Fokus auf positive Aspekte zu lenken.

Die Synergie von Bewegung und Achtsamkeit

Eine Kombination aus körperlicher Aktivität und mentalem Training kann besonders wirkungsvoll sein. Yoga und Tai-Chi beispielsweise vereinen Bewegung mit achtsamen Atemtechniken und Meditation. Diese Praktiken fördern die Flexibilität, die innere Ruhe und das allgemeine Wohlbefinden.

Stressmanagement: Strategien für den Alltag - Identifikation von Stressquellen

Ein erster Schritt zur Stressbewältigung ist das Erkennen der persönlichen Stressfaktoren. Diese können von äußeren Umständen (z. B.

finanzielle Sorgen) bis zu inneren Überzeugungen („Ich muss stark sein") reichen.

Aktive Strategien zur Stressbewältigung

- Zeitmanagement: Prioritäten setzen und realistische Erwartungen an sich selbst haben.
- Soziale Unterstützung: Gespräche mit Familie, Freunden oder Selbsthilfegruppen können entlastend wirken.

Entspannungstechniken: Progressive Muskelentspannung oder autogenes Training können helfen, Spannungen abzubauen.

Die Rolle von Humor und Freude

Lachen ist eine natürliche Stressbremse und hat nachweislich positive Effekte auf das Immunsystem. Das bewusste Pflegen von Momenten der Freude – sei es durch Hobbys, Humor oder Zeit mit geliebten Menschen – kann einen erheblichen Unterschied machen.

Fazit: Achtsamkeit und effektives Stressmanagement sind essenzielle Bausteine eines ganzheitlichen Ansatzes bei Krebs. Sie unterstützen den Körper bei der Heilung, fördern die mentale Stärke und geben Patienten das Gefühl, aktiv an ihrer Genesung mitzuwirken.

Und noch einmal gerafft: Der Einfluss von Angst auf die Heilung und Gegenmaßnahmen

Angst ist ein ständiger Begleiter vieler Krebspatienten – sei es die Angst vor dem Fortschreiten der Krankheit, vor Rezidiven oder vor den Nebenwirkungen der Therapie. Diese allgegenwärtige emotionale Belastung kann weitreichende Auswirkungen auf den Körper und die Psyche haben und wird zunehmend als bedeutender Faktor in der Krebsbehandlung erkannt.

Wie Angst den Heilungsprozess beeinflusst

1. Die physiologischen Folgen der Angst

Angst setzt im Körper eine Kaskade von Stressreaktionen in Gang. Das Hormon Cortisol wird vermehrt ausgeschüttet, was kurzfristig hilfreich sein kann, langfristig jedoch das Immunsystem schwächt.

- Verminderte Immunabwehr: Chronische Angst reduziert die Effektivität der natürlichen Killerzellen, die für die Bekämpfung von Tumorzellen entscheidend sind.
- Entzündungsprozesse: Anhaltender Stress begünstigt entzündliche Reaktionen, die das Tumorwachstum fördern können.
- Erhöhte Anfälligkeit für Infektionen: Ein geschwächtes Immunsystem macht den Körper anfälliger für Begleiterkrankungen, die den Heilungsverlauf zusätzlich belasten.

2. Psychosoziale Auswirkungen

Angst beeinflusst nicht nur den Körper, sondern auch das Verhalten und die Lebensqualität.

- Vermeidungsverhalten: Viele Patienten ziehen sich sozial zurück oder vermeiden ärztliche Kontrollen aus Furcht vor schlechten Nachrichten.
- Beeinträchtigte Entscheidungsfähigkeit: Angst kann die Fähigkeit einschränken, rationale Entscheidungen über die eigene Therapie zu treffen.
- Depression und Hoffnungslosigkeit: Angst ist ein Risikofaktor für die Entwicklung depressiver Symptome, die den Heilungsverlauf negativ beeinflussen können.

Strategien zur Angstbewältigung

1. Psychotherapeutische Interventionen

- Kognitive Verhaltenstherapie (CBT): Diese Therapieform hilft Patienten, negative Denkmuster zu erkennen und zu verändern.
- Akzeptanz- und Commitment-Therapie (ACT): Patienten lernen, ihre Ängste anzunehmen und sich trotz dieser auf ihre Werte und Ziele zu konzentrieren.
- Hypnotherapie: Sie kann dazu beitragen, tiefliegende Ängste zu reduzieren und das Vertrauen in die eigene Genesung zu stärken. Sie kann helfen, Schmerzen zu lindern und mentale Blockaden zu überwinden.

2. Medikamente gegen Angstzustände
In schweren Fällen können anxiolytische Medikamente vorübergehend helfen. Diese sollten jedoch nur unter ärztlicher Aufsicht und als Ergänzung zu anderen Maßnahmen eingesetzt werden.

3. Achtsamkeit und Meditation

- Achtsamkeitsbasierte Stressreduktion (MBSR): Diese Methode kombiniert Meditation und Körperwahrnehmung, um den Fokus auf den Moment zu lenken und Angst abzubauen.
- Geführte Imaginationen: Visualisierungen positiver Szenarien können beruhigend wirken und das Selbstbewusstsein stärken.

4. Soziale Unterstützung

Ein starkes Netzwerk aus Familie, Freunden und Selbsthilfegruppen kann helfen, Ängste zu teilen und gemeinsam zu bewältigen. Der Austausch mit anderen Betroffenen vermittelt das Gefühl, nicht allein zu sein.

5. Körperliche Aktivität

Sport ist ein bewährtes Mittel, um Stresshormone abzubauen und Endorphine freizusetzen, die das Wohlbefinden steigern.

Der Einfluss von Sprache und Narrativen – Wie Worte den Heilungsprozess gestalten

Worte sind mächtig. Sie können trösten, heilen, aber auch verunsichern und verletzen. Gerade im Kontext der Krebsdiagnose und -behandlung spielt die Sprache eine zentrale Rolle. Dieses Kapitel beleuchtet, wie die Art und Weise, wie Ärzte, Angehörige und die Gesellschaft über Krebs sprechen, den Heilungsprozess maßgeblich beeinflussen kann.

Die Sprache der Diagnose: Worte als Schock oder Orientierung - Medizinische Terminologie: Fluch oder Segen?

Die Fachsprache der Medizin ist präzise, aber oft auch kalt und abschreckend. Begriffe wie „infaust", „fortgeschrittenes Stadium" oder „Prognose" können bei Patienten Ängste und Hilflosigkeit auslösen, anstatt Klarheit zu schaffen.

Ein Beispiel: Herr J., 62 Jahre alt, erinnert sich an die Worte seines Arztes:
„Ihr Karzinom ist inoperabel, wir versuchen eine palliative Chemo-therapie."
Er beschreibt: „Ich hörte nur das Wort 'inoperabel'. Alles andere war ein Rauschen. Ich dachte, das war's."

Alternativen zur klassischen Diagnosesprache

Es gibt Ansätze, die Sprache der Medizin so zu gestalten, dass sie die Realität nicht beschönigt, aber dennoch Orientierung und Hoffnung bietet.

Ein Onkologe berichtet:

„Statt, Ihr Tumor ist inoperabel' sage ich: ‚Wir können operativ nicht eingreifen, aber es gibt andere Wege, wie wir die Krankheit behandeln können.'"

Die Macht von Narrativen: Geschichten, die heilen oder lähmen - Krebs als „Kampf": Belastung oder Motivation?

Häufig wird Krebs als „Kampf" oder „Schlacht" beschrieben. Patienten werden zu „Kämpfern", die gegen ihre Krankheit „gewinnen" oder „verlieren".

- Positive Wirkung: Manche Menschen fühlen sich durch diese Metapher gestärkt und mobilisieren ihre Kräfte.
- Negative Wirkung: Andere empfinden diesen Druck als überwältigend und belastend, besonders wenn sie das Gefühl haben, „zu versagen".

Neue Perspektiven: Der Körper als Partner

Ein alternativer Ansatz ist, Krebs nicht als Feind zu betrachten, sondern den Körper als Partner zu sehen, der Unterstützung braucht. Diese Perspektive kann Patienten helfen, einen positiven Zugang zu ihrer Erkrankung zu finden.

Die Sprache der Hoffnung: Balance zwischen Realität und Zuversicht - Hoffnung als therapeutisches Werkzeug

Studien zeigen, dass Patienten, die sich Hoffnung bewahren, besser mit ihrer Krankheit umgehen können und oft auch eine höhere

Lebensqualität haben. Doch Hoffnung zu vermitteln, ohne falsche Versprechungen zu machen, ist eine Kunst.

Ein Psychologe erklärt:

„Hoffnung bedeutet nicht, die Realität zu verleugnen, sondern die Möglichkeiten zu sehen, die noch offenstehen."

Praktische Ansätze für Ärzte und Angehörige

- Positive Formulierungen: Statt „Die Chemotherapie hat Nebenwirkungen" könnte man sagen: „Die Behandlung zielt darauf ab, die Krankheit zu kontrollieren, und wir begleiten Sie, um mögliche Herausforderungen zu bewältigen."
- Fokus auf das Machbare: Patienten profitieren davon, wenn der Fokus auf dem liegt, was sie beeinflussen können, anstatt auf dem, was sie nicht ändern können.

Die gesellschaftliche Perspektive: Krebs als Tabuthema und Stigma - Krebs in der Öffentlichkeit

Obwohl Krebs eine der häufigsten Krankheiten ist, bleibt er in vielen Gesellschaften ein Tabuthema. Menschen sprechen oft nur hinter vorgehaltener Hand darüber, oder es werden euphemistische Begriffe wie „schwere Krankheit" verwendet.

Enttabuisierung durch offene Gespräche

Ein offener Umgang mit Krebs – in den Medien, in der Kunst und im Alltag – kann dazu beitragen, Ängste zu reduzieren und Betroffene zu entlasten. Geschichten von Überlebenden, die Mut machen, spielen dabei eine wichtige Rolle.

Fazit: Die Sprache heilt. Die Art, wie wir über Krebs sprechen, prägt nicht nur das Verständnis der Krankheit, sondern auch den Umgang mit ihr. Eine einfühlsame und bewusste Sprache kann ein mächtiges Werkzeug sein, um Hoffnung zu fördern, Ängste zu lindern und den Heilungsprozess zu unterstützen.

Therapiemaßnahmen und ihre Doppeldeutigkeit

Medizinische Behandlungsansätze: Heilung vs. Lebensverlängerung

Medizinische Therapien verfolgen oft das Ziel, Krankheiten zu heilen oder zumindest deren Fortschreiten zu verlangsamen. Doch die Grenze zwischen Heilung und Lebensverlängerung kann verschwimmen. Während einige Behandlungen das Leben um Jahre verlängern, geschieht dies häufig auf Kosten der Lebensqualität. Für Patienten und Ärzte stellt sich dann die Frage: Ist die Verlängerung des Lebens immer erstrebenswert, wenn sie mit erheblichen Nebenwirkungen oder Einschränkungen einhergeht?

Wie Patienten sich oft in Therapieplänen „verlieren"

Patienten können in komplexen Therapieplänen leicht den Überblick verlieren. Die Vielzahl an Medikamenten, Terminen und Entscheidungen kann überwältigend sein. Oft bleibt wenig Zeit, um die Konsequenzen jeder Therapieoption wirklich zu verstehen. Dieses Gefühl des "Verlorenseins" führt nicht selten zu einer passiven Haltung, bei der Patienten Entscheidungen den Ärzten überlassen, obwohl sie selbst entscheidende Interessenvertreter ihres Gesundheitsweges sind.

Diskussion: Ist mehr immer besser? - Nebenwirkungen, Lebensqualität und Entscheidungen

Mehr Behandlung bedeutet nicht zwangsläufig bessere Ergebnisse. Zusätzliche Medikamente oder invasive Eingriffe erhöhen das Risiko von Nebenwirkungen. Gleichzeitig steht die Lebensqualität im Fokus:

Was nützt ein verlängertes Leben, wenn es von ständigen Schmerzen, Einschränkungen oder psychischem Stress geprägt ist? Hier ist eine offene Diskussion zwischen Ärzten und Patienten entscheidend, um individuelle Prioritäten zu definieren und eine ausgewogene Entscheidung zu treffen.

Der systemische Druck auf Ärzte und Patienten - Ökonomische Zwänge im Gesundheitssystem

Das Gesundheitssystem steht unter starkem ökonomischem Druck. Krankenhäuser und Praxen müssen effizient wirtschaften, was oft dazu führt, dass Therapien nicht nur medizinisch, sondern auch finanziell bewertet werden. Dieser wirtschaftliche Fokus kann dazu führen, dass Ärzte und Patienten nicht immer die beste, sondern die kostengünstigste oder rentabelste Option wählen.

Zeitmangel und die Herausforderung, empathisch zu bleiben

Ärzte stehen unter enormem Zeitdruck. Die durchschnittliche Konsultationszeit ist oft zu kurz, um komplexe Sachverhalte zu erklären oder auf die emotionalen Bedürfnisse der Patienten einzugehen. Empathie bleibt dabei auf der Strecke, was das Vertrauen zwischen Arzt und Patient beeinträchtigen kann.

Die Verantwortung der Ärzte und das Empowerment der Patienten

Ärzte tragen die Verantwortung, Patienten fundiert zu beraten, müssen aber auch deren Autonomie respektieren. Gleichzeitig sollten Patienten dazu ermutigt werden, aktiv an Entscheidungen teilzunehmen. Eine bessere Aufklärung und die Bereitstellung von Ressourcen könnten helfen, dieses Gleichgewicht zu stärken.

Alternative Perspektiven und Lösungsansätze - Wie man Diagnosen anders vermitteln könnte

Diagnosen könnten empathischer und weniger technokratisch vermittelt werden. Statt Patienten mit medizinischen Fachbegriffen zu überfordern, könnte ein klarer und mitfühlender Kommunikationsstil dazu beitragen, die Situation besser zu verstehen und Ängste abzubauen.

Möglichkeiten für einen empathischeren Umgang mit Patienten

Ein empathischer Umgang erfordert Zeit und Aufmerksamkeit. Ärzte könnten durch Schulungen in Kommunikationsfähigkeit und emotionale Intelligenz unterstützt werden. Auch einfache Maßnahmen wie ein ruhiges Gespräch ohne Zeitdruck können große Unterschiede machen.

Beispiele für erfolgreiche Modelle oder Reformvorschläge

Einige Gesundheitssysteme setzen auf patientenzentrierte Ansätze, bei denen individuelle Bedürfnisse und Werte im Vordergrund stehen. Modelle wie die integrative Medizin oder Shared Decision-Making (Informationen werden von Arzt und Patient gemeinsam abgewogen und Entscheidungen gemeinsam getroffen) könnten als Vorbilder dienen. Auch Reformen, die Ökonomie und Patientenwohl besser in Einklang bringen, haben Potenzial.

Krebstherapien des Mainstreams

Chemotherapie, Strahlentherapie, Immuntherapie und zielgerichtete Therapien

Moderne Krebstherapien, wie Chemotherapie, Strahlentherapie, Immuntherapie und zielgerichtete Therapien, sind wirkungsvoll, aber sie können auch eine Vielzahl von Nebenwirkungen verursachen. Diese Nebenwirkungen sind oft von der Art der Therapie, der Dosierung, der Dauer und der individuellen Veranlagung des Patienten abhängig. Hier ist eine Übersicht über häufige Nebenwirkungen und ihre möglichen Folgen:

A - Chemotherapie

Die Chemotherapie ist eine Form der medikamentösen Krebstherapie, bei der sogenannte Zytostatika eingesetzt werden, um Krebszellen abzutöten oder ihr Wachstum zu hemmen. Sie wird häufig bei Krebserkrankungen eingesetzt, die sich auf andere Organe ausgebreitet haben (Metastasen) oder wenn die Krankheit nicht vollständig operativ entfernt werden kann. Chemotherapie ist eine systemische Behandlung, da die Medikamente durch den Blutkreislauf im gesamten Körper verteilt werden und somit sowohl den Primärtumor als auch möglicherweise verstreute Krebszellen erreichen können.

Wie wirkt eine Chemotherapie?

Chemotherapie-Medikamente greifen vor allem schnell teilende Zellen an, ein Merkmal, das viele Krebszellen auszeichnet. Sie können Krebszellen auf verschiedene Weise schädigen:

- Hemmung der Zellteilung: Medikamente wie Antimetaboliten stören die DNA-Synthese, die für die Zellteilung notwendig ist.
- Schädigung der DNA: Substanzen wie Alkylanzien verursachen direkte Schäden an der DNA, die zum Absterben der Zelle führen.
- Blockade lebenswichtiger Zellfunktionen: Mitosehemmstoffe verhindern, dass sich die Zellen korrekt teilen können.
- Da sich auch gesunde, schnell teilende Zellen (z. B. im Knochenmark, im Verdauungstrakt und in Haarfollikeln) betroffen sein können, verursacht die Chemotherapie oft Nebenwirkungen.

Formen der Chemotherapie

- Neoadjuvante Chemotherapie: Vor einer Operation, um den Tumor zu verkleinern.
- Adjuvante Chemotherapie: Nach einer Operation, um verbliebene Krebszellen zu zerstören und Rückfälle zu verhindern.
- Palliative Chemotherapie: Zur Linderung von Symptomen bei fortgeschrittener Erkrankung, ohne kurativen Ansatz.

- Hochdosischemotherapie: Mit anschließender Stammzelltransplantation, um schwerwiegende Tumoren zu behandeln.

Häufig eingesetzte Chemotherapeutika

- Alkylanzien: Cyclophosphamid, Cisplatin
- Antimetaboliten: Methotrexat, 5-Fluorouracil (5-FU)
- Mitosehemmstoffe: Paclitaxel, Vincristin
- Topoisomerase-Hemmer: Irinotecan, Doxorubicin
- Antibiotika-ähnliche Zytostatika: Bleomycin.

Anwendung der Chemotherapie

- Intravenös (i.v.): Über eine Vene, häufigste Methode.
- Oral: In Form von Tabletten oder Kapseln.
- Intrathekal: Direkt in die Rückenmarksflüssigkeit.
- Lokal: Direkt in den Tumor oder in die Körperhöhle, z. B. bei Blasenkrebs.

Die Dauer und Häufigkeit der Chemotherapie richtet sich nach dem jeweiligen Krebsstadium, der Tumorart und der Therapieplanung.

Nebenwirkungen der Chemotherapie

Die Chemotherapie kann sowohl kurzfristige als auch langfristige Nebenwirkungen haben, da sie auch gesunde, schnell teilende Zellen beeinträchtigen kann:

Häufige Nebenwirkungen:

- Müdigkeit (Fatigue). Reduzierte Energie aufgrund der Belastung des Körpers
- Erhöhte Infektanfälligkeit (durch verminderte weiße Blutkörperchen)
- Blutarmut (Anämie) Verminderte Produktion von roten Blutkörperchen
- Schleimhautentzündungen im Mund oder Magen-Darm-Trakt
- Übelkeit und Erbrechen durch Reizung des Magen-Darm-Trakts
- Haarausfall: durch Schädigung der Haarfollikel
- Neuropathie: Schäden an Nerven, die Taubheit oder Kribbeln verursachen können. Möglicherweise langanhaltende oder irreversible Nervenschäden
- Infektionsanfälligkeit: durch Abnahme der weißen Blutkörperchen (Neutropenie).
- Kognitive Beeinträchtigung: („Chemo Brain") Konzentrations- oder Gedächtnisprobleme

Langzeitfolgen:

- Schäden an Herz, Lunge oder Nieren.
- Erhöhtes Risiko für sekundäre Krebserkrankungen.
- Einschränkungen im Alltag und Beruf

Vorteile der Chemotherapie:

- Systemische Wirkung: Bekämpft Krebszellen im gesamten Körper.

72

- Kombinationsmöglichkeiten: Chemotherapie wird oft mit Operation, Bestrahlung oder zielgerichteten Therapien kombiniert, um die Wirksamkeit zu erhöhen.
- Vielfältige Einsatzmöglichkeiten: Geeignet für viele Krebsarten und -stadien.

Herausforderungen und Grenzen

- Nebenwirkungen: Sie können die Lebensqualität stark beeinträchtigen.
- Resistenzentwicklung: Manche Krebszellen entwickeln Resistenzen gegen bestimmte Medikamente.
- Begrenzte Wirksamkeit bei einigen Tumorarten: Nicht alle Krebsarten sprechen gut auf Chemotherapie an.

Zukunft der Chemotherapie

Die Weiterentwicklung von Chemotherapie-Ansätzen zielt darauf ab, die Nebenwirkungen zu reduzieren und die Wirksamkeit zu verbessern. Fortschritte in der personalisierten Medizin ermöglichen es, Chemotherapie individuell auf den Patienten und die genetischen Eigenschaften des Tumors zuzuschneiden.

B - Strahlentherapie

Die Strahlentherapie (Radiotherapie) ist eine medizinische Behandlungsmethode, bei der ionisierende Strahlen genutzt werden, um Krebszellen zu zerstören oder ihr Wachstum zu hemmen. Sie gehört zu den drei Hauptsäulen der Krebsbehandlung neben der Operation und der Chemotherapie. Ziel der Strahlentherapie ist es, die DNA der Krebszellen so zu schädigen, dass sie sich nicht mehr teilen und absterben, während das umliegende gesunde Gewebe möglichst geschont wird.

Wie funktioniert die Strahlentherapie?

- Direkte Wirkung: Die Strahlung verursacht direkte Schäden an der DNA der Krebszellen, z. B. durch Einzel- und Doppelstrangbrüche.
- Indirekte Wirkung: Die Strahlung erzeugt freie Radikale, die ebenfalls die DNA schädigen.
- Da Krebszellen häufig eine eingeschränkte Fähigkeit zur DNA-Reparatur haben, sterben sie bevorzugt ab, während gesunde Zellen oft in der Lage sind, sich zu erholen.

Externe Strahlentherapie (Teletherapie):

Die Strahlung wird mit speziellen Geräten (z. B. Linearbeschleuniger) von außen auf den Tumor gerichtet. Beispiele:

- Photonentherapie (Röntgen- oder Gamma-strahlen)
- Elektronentherapie

- Protonentherapie: Eine hochpräzise Methode mit geringer Belastung des umliegenden Gewebes

Interne Strahlentherapie (Brachytherapie):

Eine radioaktive Strahlenquelle wird direkt in oder in die Nähe des Tumors eingebracht. Häufig bei Prostatakrebs, Gebärmutterhalskrebs oder Brustkrebs eingesetzt.

Systemische Strahlentherapie:

Radioaktive Substanzen werden injiziert oder oral verabreicht, die gezielt bestimmte Gewebe erreichen (z. B. Radiojodtherapie bei Schilddrüsenkrebs).

Anwendungen der Strahlentherapie

- Kurative Therapie: Ziel ist die vollständige Heilung des Krebses.
- Neoadjuvante Therapie: Vor einer Operation, um den Tumor zu verkleinern.
- Adjuvante Therapie: Nach einer Operation, um verbleibende Krebszellen zu zerstören.
- Palliative Therapie: Zur Linderung von Symptomen bei fortgeschrittener Krankheit (z. B. Schmerzen durch Knochenmetastasen).

Nebenwirkungen der Strahlentherapie:

Die Nebenwirkungen hängen von der bestrahlten Körperregion, der Dosis und der individuellen Empfindlichkeit ab.

Akute Nebenwirkungen (während oder kurz nach der Therapie):

- Hautreaktionen: Rötung, Trockenheit oder Verbrennungen im bestrahlten Bereich
- Müdigkeit (Fatigue): Häufig bei längerer Therapie
- Schleimhautentzündungen: z. B. im Mund oder Rachen bei Bestrahlung des Kopf-Hals-Bereichs
- Durchfall: Bei Bestrahlung des Bauchbereichs
- Haarverlust: Lokal begrenzt auf die bestrahlte Region

Langzeitnebenwirkungen:

- Narbenbildung (Fibrose): kann die Beweglichkeit oder Funktion von Organen einschränken.
- Lymphödeme: Schwellungen durch Störungen des Lymphflusses.
- Zweittumore: Ein geringes Risiko durch Strahlenschäden an gesunden Zellen.
- Organschäden: Bei Bestrahlung in der Nähe von empfindlichen Organen, wie Herz, Lunge oder Darm
- Psychosoziale Belastung durch sichtbare Narben

Vorteile der Strahlentherapie

- Hohe Präzision: Moderne Techniken wie die intensitätsmodulierte Strahlentherapie (IMRT) oder stereotaktische Strahlentherapie (SBRT) ermöglichen eine gezielte Bestrahlung des Tumors.

- Kombinationsmöglichkeiten: Kann mit Chemotherapie oder Operation kombiniert werden
- Schmerzreduktion: Sehr effektiv bei der Linderung von Knochenschmerzen oder anderen Beschwerden durch Tumor

Herausforderungen und Grenzen

- Nebenwirkungen: Besonders bei empfindlichem Gewebe in der Nähe des Tumors
- Zeitaufwändig: Eine typische Therapie umfasst mehrere Sitzungen über Wochen.
- Begrenzte Wirkung bei bestimmten Tumoren: Einige Krebsarten reagieren weniger empfindlich auf Strahlung.

Zukunft der Strahlentherapie

Fortschritte in der Bildgebung (z. B. MRT- oder PET-gestützte Strahlentherapie) und der personalisierten Medizin ermöglichen immer präzisere und effektivere Behandlungen. Neue Technologien wie die Protonen- und Schwerionentherapie eröffnen zusätzliche Möglichkeiten, Tumore mit minimalen Nebenwirkungen zu behandeln.

C - Immuntherapie

Die Immuntherapie ist eine moderne Krebsbehandlung, die das körpereigene Immunsystem dabei unterstützt, Krebszellen effektiver zu erkennen und zu bekämpfen. Sie unterscheidet sich von herkömmlichen Methoden wie Chemotherapie oder Strahlentherapie, da sie darauf abzielt, die Abwehrmechanismen des Körpers zu aktivieren oder zu modifizieren, anstatt direkt auf den Tumor zu wirken.

Wie funktioniert die Immuntherapie?

Das Immunsystem ist in der Lage, abnormale Zellen, einschließlich Krebszellen, zu erkennen und zu zerstören. Krebszellen entwickeln jedoch oft Mechanismen, um sich der Immunabwehr zu entziehen. Die Immuntherapie zielt darauf ab, diese Hemmmechanismen zu überwinden und die natürlichen Abwehrkräfte zu stärken.

Formen der Immuntherapie

Checkpoint-Inhibitoren:
Diese Medikamente blockieren Proteine(z.B. PD-1, PD-L1,CTLA4), die das Immunsystem bremsen. Beispiel: Nivolumab (PD-1-Inhibitor) oder Atezolizumab (PD-L1-Inhibitor). Diese aktivieren T-Zellen, die Krebs-zellen angreifen.

CAR-T-Zelltherapie:
T-Zellen (eine Art weißer Blutkörperchen) des Patienten werden genetisch verändert, um gezielt Krebszellen zu erkennen und zu

zerstören. Häufig angewendet bei bestimmten Blutkrebserkrankungen wie Leukämien und Lymphomen.

Zytokintherapie:
Zytokine (z. B. Interleukin-2, Interferone) sind körpereigene Botenstoffe, die das Immunsystem stimulieren. Wirkung: Sie verstärken die Aktivität von Immunzellen.

Therapeutische Impfstoffe:
Sie aktivieren das Immunsystem gegen spezifische Antigene auf Krebszellen. Beispiel: Sipuleucel-T (bei Prostatakrebs).

Monoklonale Antikörper:
Synthetische Proteine, die spezifische Zielstrukturen auf Krebszellen erkennen und markieren, um das Immunsystem zu aktivieren. Beispiel: Rituximab (bei Lymphomen).

Onkolytische Virustherapie:
Einsatz gentechnisch veränderter Viren, die gezielt Krebszellen infizieren und zerstören, während sie gleichzeitig das Immunsystem aktivieren. Beispiel: Talimogen laherparepvec (T-VEC). Es handelt sich hier um ein krebszellenzerstörendes (onkolytisches) Virus.

Anwendungsbereiche der Immuntherapie bei folgenden Krebsarten:

- Lungenkrebs (nicht-kleinzelliges Lungenkarzinom).
- Hautkrebs (z. B. Melanom).
- Nierenkrebs.
- Blutkrebserkrankungen (Leukämien, Lymphome).
- Blasen- und Brustkrebs.

Vorteile der Immuntherapie

- Gezielte Wirkung: Unterstützt das Immunsystem dabei, Krebszellen selektiv anzugreifen, was gesunde Zellen schont.
- Langzeitwirkung: In einigen Fällen bleibt das Immunsystem auch nach der Behandlung aktiv gegen den Krebs.
- Kombinationsmöglichkeiten: Kann mit Chemotherapie, Strahlentherapie oder zielgerichteten Therapien kombiniert werden.

Nebenwirkungen der Immuntherapie

Da die Immuntherapie das Immunsystem aktiviert, können auch gesunde Gewebe betroffen sein, was zu Autoimmunreaktionen führen kann.

Häufige Nebenwirkungen:

- Müdigkeit (Fatigue)
- Hautausschläge
- Durchfall oder Kolitis (Darmentzündung)
- Fieber und grippeähnliche Symptome
- Autoimmunreaktionen: Das Immunsystem greift gesundes Gewebe an, z. B. Haut, Darm, Leber oder Lunge
- Entzündungen: Colitis, Pneumonitis oder Hepatitis
- Grippeähnliche Symptome: Fieber, Schüttelfrost, Müdigkeit

Seltene, schwerwiegende Nebenwirkungen:

- Entzündungen lebenswichtiger Organe (z. B. Pneumonitis in der Lunge, Hepatitis in der Leber, Myokarditis im Herzen)
- Hormonelle Störungen (z. B. Schilddrüsen- oder Nebennierenprobleme)

Folgen:

- Chronische Autoimmunerkrankungen
- Lebensbedrohliche Entzündungen, wenn nicht rechtzeitig behandelt

Herausforderungen der Immuntherapie:

- Nicht für alle Patienten wirksam: Nur ein Teil der Patienten spricht auf Immuntherapien an.
- Kosten: Die Behandlung ist oft sehr teuer.
- Komplexität: Erfordert spezialisierte Diagnostik und Überwachung, um Nebenwirkungen zu managen.

Zukunft der Immuntherapie:

Die Immuntherapie ist ein dynamisches Forschungsfeld. Zukünftige Entwicklungen zielen darauf ab:

- Kombinationstherapien zu optimieren (z. B. Checkpoint-Inhibitoren + Strahlentherapie).
- Biomarker zu identifizieren, die vorhersagen, welche Patienten am meisten profitieren.

- Neue Ansätze wie Neoantigen-basierte Therapien oder kombinierte Zytokintherapien zu entwickeln.

D - Zielgerichtete Therapien

Zielgerichtete Therapien (engl. targeted therapies) sind moderne Krebsbehandlungen, die gezielt spezifische molekulare Eigenschaften von Krebszellen angreifen. Im Gegensatz zu herkömmlichen Therapien wie der Chemotherapie, die auf alle schnell teilenden Zellen wirkt (einschließlich gesunder Zellen), fokussieren zielgerichtete Therapien auf spezifische Veränderungen in den Krebszellen. Diese Veränderungen können genetisch, epigenetisch oder proteinbasiert sein und spielen eine Schlüsselrolle im Wachstum und Überleben der Tumorzellen.

Wie funktionieren zielgerichtete Therapien?

Zielgerichtete Therapien greifen an spezifischen Stellen im Signalweg von Krebszellen ein, um deren Wachstum, Ausbreitung oder Überleben zu hemmen. Dies geschieht auf verschiedene Weise:

Blockieren von Signalwegen:

- Hemmung von Wachstumsfaktorrezeptoren (z. B. HER2 bei Brustkrebs).
- Unterbrechen von Signalübertragungswegen, die für das Zellwachstum verantwortlich sind (z. B. EGFR, BRAF, MEK)
- Inhibition von Angiogenese: Verhindern der Bildung neuer Blutgefäße, die den Tumor mit Nährstoffen versorgen (z. B. VEGF-Inhibitoren).
- Induzieren von Apoptose (programmierter Zelltod): Aktivierung von Mechanismen, die Krebszellen zum Absterben bringen.

- Hemmung von DNA-Reparaturmechanismen
- Blockade von Enzymen wie PARP, die Krebszellen helfen, DNA-Schäden zu reparieren (z. B. bei BRCA-Mutationen).
- Blockieren von Hormonrezeptoren: Hemmung von Östrogen- oder Androgenrezeptoren bei hormonabhängigen Tumoren (z. B. Brust- oder Prostatakrebs).

Beispiele für zielgerichtete Medikamente:

- Monoklonale Antikörper binden spezifisch an Oberflächenproteine der Krebszellen.
- Trastuzumab (Herceptin) wirkt zielgerichtet gegen HER2positive Brustkrebszellen.
- Bevacizumab (Avastin) hemmt die Angiogenese.
- Tyrosinkinase-Inhibitoren (TKIs) blockieren Enzyme, die für das Tumorwachstum verantwortlich sind.
- Imatinib (Gleevec) hemmt das BCR-ABL-Protein bei chronischer myeloischer Leukämie (CML).
- Gefitinib (Iressa) ist wirksam bei EGFR-mutiertem Lungenkrebs.
- PARP-Inhibitoren Olaparib (Lynparza) wirken bei BRCA-mutierten Tumoren, wie Brust- oder Eierstockkrebs.

Vorteile zielgerichteter Therapien:

- Gezieltere Wirkung: Sie greifen bevorzugt Krebszellen an, was gesunde Zellen weitgehend schont.
- Individuelle Anpassung: Medikamente können basierend auf den molekularen Eigenschaften des Tumors ausgewählt werden.

- Kombinationsmöglichkeiten: Zielgerichtete Therapien können mit anderen Therapien wie Chemotherapie oder Immuntherapie kombiniert werden.

Herausforderungen und Grenzen:

- Resistenzentwicklung: Krebszellen können durch Mutationen resistent gegen die Therapie werden.
- Nebenwirkungen: Obwohl zielgerichtete Therapien weniger Nebenwirkungen als Chemotherapie haben, können sie dennoch Hautausschläge, Bluthochdruck oder Organschäden verursachen.
- Hohe Kosten: Diese Therapien sind oft teuer und nicht immer flächendeckend verfügbar.
- Begrenzte Anwendbarkeit: Sie sind nur bei Tumoren mit den entsprechenden molekularen Zielstrukturen wirksam.

Zukunft der zielgerichteten Therapien:

Die Entwicklung neuer zielgerichteter Therapien schreitet schnell voran. Fortschritte in der Genomsequenzierung und Biomarker-Forschung ermöglichen eine präzisere Anpassung der Behandlung an die individuellen Eigenschaften jedes Tumors. Zudem werden neue Strategien wie die Kombination mit Immuntherapien und die Nutzung von Antikörper-Wirkstoff-Konjugaten (ADC) intensiv erforscht.
Falls Sie eine spezifische Zielstruktur oder ein Medikament genauer betrachten möchten, lassen Sie es mich wissen!

Nebenwirkungen:

- Hautprobleme: Akne-ähnliche Ausschläge, Trockenheit.

- Bluthochdruck: Besonders bei Anti-Angiogenese-Medikamenten.
- Durchfall: Durch Beeinflussung des Magen-Darm-Trakts.
- Leberprobleme: Erhöhte Leberwerte durch toxische Effekte.

Folgen:

- Einschränkung der Lebensqualität.
- Notwendigkeit, die Therapie anzupassen oder abzubrechen.

Allgemeine Folgen moderner Krebstherapien:

- Psychische Belastung: Angst, Depression und soziale Isolation.
- Langzeitnebenwirkungen: Kardiovaskuläre Probleme, sekundäre Krebserkrankungen.
- Reproduktionsprobleme: Unfruchtbarkeit durch Schädigung von Keimzellen.

Umgang mit Nebenwirkungen:

- Medikamentöse Unterstützung: Z. B. Antiemetika gegen Übelkeit oder Schmerzmittel.
- Maßnahmen
- Rehabilitation: Physiotherapie, Ernährungstherapie und psychosoziale Unterstützung.
- Nachsorge: Regelmäßige Kontrollen zur Überwachung und Behandlung von Spätfolgen.

Teil 3 - Zukunftsweisende integrative Therapien

Nocebo- und Placeboeffekte und die Macht der Erwartung

In der Sendung "MAITHINK Xperts" vom 22. September 2024 diskutiert Dr. Mai Thi Nguyen-Kim mit Prof. Dr. Ulrike Bingel über die Funktionsweise des Placebo-Effekts.

Prof. Dr. Bingel, Neurologin und Direktorin des Interdisziplinären Zentrums für Schmerzmedizin und Translationale Schmerzforschung an der Universitätsmedizin Essen, erläutert, wie Placebos Schmerzen lindern können, indem sie bestimmte Gehirnregionen beeinflussen. Sie betont, dass positive Erwartungen und der Glaube an die Wirksamkeit einer Behandlung maßgeblich zur Schmerzlinderung beitragen können. Zudem werden in der Sendung aktuelle Forschungsergebnisse präsentiert, die zeigen, dass Placebo-Effekte nicht nur auf subjektiven Empfindungen basieren, sondern messbare Veränderungen in der Gehirnaktivität hervorrufen.

Die Diskussion verdeutlicht die Bedeutung des Placebo-Effekts in der klinischen Praxis und wie Ärzte dieses Phänomen therapeutisch nutzen können. Professorin Ulrike Bingel, eine führende Neurologin und Schmerzforscherin, betont die bedeutende Rolle von Placebo- und Nocebo-Effekten in der medizinischen Behandlung. Sie unterstreicht, dass positive Erwartungen die Wirksamkeit von Therapien steigern können, während negative Erwartungen, bekannt als Nocebo-Effekte, das Auftreten von Nebenwirkungen begünstigen und den Therapieerfolg mindern können.

Sie betont, dass diese Effekte in verschiedenen Körpersystemen beobachtet werden, einschließlich des Immunsystems, des Magen-Darm-Trakts und des Herz-Kreislauf-Systems. Besonders in der Krebstherapie, die oft mit erheblichen Nebenwirkungen verbunden ist, können Nocebo-Effekte eine große Herausforderung darstellen. Prof. Bingel weist darauf hin, dass die Art und Weise, wie Ärzte über mögliche Nebenwirkungen informieren, die Erwartungen der Patienten stark beeinflusst. Eine vorsichtige und ausgewogene Kommunikation kann dazu beitragen, negative Erwartungen zu minimieren und somit Nocebo-Effekte zu reduzieren.

Prof. Bingel betont die Notwendigkeit, die positiven Aspekte von Behandlungen hervorzuheben und gleichzeitig ehrlich über mögliche Nebenwirkungen zu informieren. Durch eine empathische und transparente Kommunikation können Ärzte das Vertrauen der Patienten stärken und deren positive Erwartungen fördern, was sich positiv auf den Therapieerfolg auswirken kann.

Zusammenfassend sieht Prof. Ulrike Bingel in der bewussten Nutzung von Placebo-Effekten und der Vermeidung von Nocebo-Effekten ein großes Potenzial, die Wirksamkeit von Krebstherapien zu optimieren und die Lebensqualität der Patienten zu verbessern.

E - Realitätsumkehr als Therapieverfahren

Es war an einem Samstag. Mein Auto hatte es nötig und ich fuhr zu einer Waschanlage. Eine Frau wartete in der Warteschlange vor mir und teilte mir mit, dass sie mich kenne. Mit einem bedrückenden, fast fatalen Stolz erzählte sie mir, dass sie an Brustkrebs erkrankt sei und nach Aussage des betreuenden Onkologen nur noch acht Monate zu leben hätte. Ich lud sie ein, zu mir in Therapie zu kommen. Es ging ihr nicht schlecht. Aber pünktlich nach acht Monaten verstarb sie ohne einen aus meiner Sicht zwingenden medizinischen Grund. Und ich stand hilflos und fassungslos daneben. So etwas durfte in meinen Augen nicht mehr geschehen.

Was ist passiert?

Eine Diagnose, dem Patienten mitgeteilt, wird zu dessen Schicksal. Er oder sie lebt diese Diagnose und lebt die Prognosen, das heißt die Aussagen des Arztes über den weiteren Verlauf der Krankheit. So ein Trauma wird zur Erfahrung und leider auch zum Weg. Nimmt das Gehirn diese Erfahrung als Realität an, kann es Wahrheit und ärztliche Fiktion nicht mehr unterscheiden. Das Gehirn geht davon aus, dass eine Realität bereits eingetreten ist, glaubt an diese Realität und sendet den Genen Signale mit der Bitte um Schutz und Heilung. Aber die vorausgegangene Aussage des Arztes überschattet diese an sich sinnvolle Gegenwehr.
Wenn wir negative Erfahrungen machen oder traumatische Informationen erhalten, bilden sich im Gehirn neue Nervenbahnen, neue Netzwerke und neue synaptische Verschaltungen, die eine erfahrungsbedingte, also vergangenheitsbedingte Überzeugung, d.h. Realität erschaffen. Dadurch gelangen wir zu fixierten Denkweisen in

unserem Bewusstsein und darüber hinaus zu negativen Reaktionen und Verhaltensweisen, die durch unser Unterbewusstsein ausgelöst werden. Dieses negativ geprägte Unterbewusstsein beeinflusst nicht nur unsere Gedanken, sondern auch die Genexpression. Darunter versteht man die Auswahl der Proteine, die beispielsweise zum Schutz gegen äußere Traumatisierung gebildet werden. Der Körper rüstet epigenetisch und damit auch neurochemisch auf. Unser Körper und unser Bewusstsein gehen in eine zerstörerische Allianz und beide werden krank.

Wie gegensteuern?

Wir müssen unserem Gehirn glauben machen, dass eine Traumatisierung nicht stattgefunden hat. Körper und Bewusstsein gehen dann in Resonanz.

Da, wie bereits erwähnt, das Bewusstsein davon ausgeht, dass eine negative Erfahrung bereits eingetreten ist und an diese Realität glaubt, muss die negative Erfahrung in eine positive Erfahrung umgewandelt werden. Der Krankheitsprozess wird sich dadurch umkehren und neue synaptische Verschaltungen entstehen. Das funktioniert nur dadurch, das positive Aussagen positioniert werden. Um den Körper zu heilen, muss man über den Körper und über die vergangene, d.h. zuvor gedachte Zukunft hinauswachsen.

„Reine Theorie" werden Sie sagen. „Das ist nicht umsetzbar." Aber Sie werden sehen, es funktioniert mit ein paar Tricks doch.

Albert Einstein sagte einmal: Man kann kein Problem mit dem gleichen System lösen, welches das Problem verursacht hat. Wenn wir davon ausgehen, dass die Traumatisierung über eine Art Wachhypnose durch die Aussage des Arztes erfolgt, fällt Hypnose als Therapie damit schon einmal aus.

Aber wie wäre es mit Autotransformation

Was ist Autotransformation oder besser gefragt, was ist Autotransformation nicht? Es ist keine Selbsthypnose, keine Autosuggestion, es sind keine Affirmationen. Autotransformation ist ein Umprogrammieren durch unterbewusste Realitätsverschiebung.
Wie wir haben gerade erfahren haben, verändern Traumen unsere Auffassung von der Realität. Jeder Mensch, jedes Wesen formt seine eigene Realität. Durch diese unbewussten Manipulationen wird eine Unzahl von neuen Realitäten geschaffen.

Warum also nicht hier mit der Therapie ansetzen und eine andere, gesunde Realität schaffen!

Dazu benötigen wir ein fiktives Büro und fiktive Mitarbeiter, auf die wir uns verlassen können. Diese Mitarbeiter belassen wir für uns anonym. Das heißt, es ist nicht der liebe Gott, es sind keine Erzengel, keine Großmutter oder sonstige Verstorbene aus unserer Verwandt- und Bekanntschaft. Die haben schon genug zu tun und sind durch uns mit bestimmten Eigenschaften belegt, die unser Projekt stören könnten.

Als nächstes programmieren wir unsere gewünschte, angestrebte und gesunde Realität in einem Kraft-Satz. Dieser besteht aus drei Teilen:

- Der erste Teil: Wir bedanken uns bei unseren anonymen Mitarbeitern. „Ich danke euch, …"
- Der zweite Teil: Wir formulieren die gewünschte Realität in der Gegenwart. „dass ich … bin, habe, bleibe usw."
- Der dritte Teil: Wir bedanken uns erneut. „Danke"

Wichtig: Bei der Formulierung des Kraft-Satzes sind Wörter, die sich auf die Zukunft beziehen, verboten: Ich will, ich werde, ich wünsche, ich möchte usw. Weiterhin sind Bitten obsolet. Es wird sich nur bedankt für das, was bereits, wenn auch nur fiktiv, geschehen ist. Die mit den Worten gewünschte Situation ist zum Zeitpunkt des Bedankens schon geschehen. Also warum sich etwas in der Zukunft wünschen, was bereits existent ist.

Beispiele:

- Depression: Ich danke euch, dass ich beste Laune habe und so viel Energie und Lebenskraft in mir spüre. Danke.
- Kinderwunsch: Ich danke euch, dass ich schwanger bin und ein gesundes Kind austrage. Danke.
- Krebs: Ich danke euch, dass ich gesund und ohne Beschwerden bin und bleibe. Danke.
- Angststörung: Ich danke euch, dass ich gesund und ohne Ängste bin und das bleibe. Danke.
- Schmerzen: Ich danke euch, dass ich schmerzfrei bin und bleibe. Danke.

Diese Sätze lassen sich für jede weitere Problemsituation umgestalten

Dieser Kraft-Satz wird morgens vor dem Aufstehen, mittags und vor dem Schlafengehen jeweils dreimal hintereinander gebetsmühlenartig gedacht oder gesprochen.

Der große Vorteil dieser Methode ist, man muss nicht daran glauben, man muss es nur mit Überzeugung tun. Bei regelmäßiger Übung geschieht die Realisierung automatisch, wie meine Erfahrung bestätigt. Der entscheidende Unterschied zu einer Affirmation besteht darin, dass man delegiert und die Verantwortung an „Helfer" abgibt, im Sinne von „Ich weiß und verlasse mich darauf, dass ihr euch um die mich belastenden Probleme kümmert, diese aus dem Weg schafft und ich damit unbekümmert werde. Danke dafür."

Die enge Verbindung zwischen Gedanken, Überzeugungen und körperlicher Gesundheit wurde in zahlreichen wissenschaftlichen Arbeiten untersucht. Eine wegweisende Studie von Robert A. Emmons und Michael E. McCullough (2003), veröffentlicht im Journal of Personality and Social Psychology, zeigt, dass die gezielte Fokussierung auf positive Gedanken und Dankbarkeit nicht nur das psychische Wohlbefinden verbessert, sondern auch messbare körperliche Effekte hervorruft.

In dieser Studie wurde nachgewiesen, dass Personen, die regelmäßig Dankbarkeit ausdrücken und sich bewusst auf positive Aspekte des Lebens konzentrieren, eine signifikante Verbesserung ihres Gesundheitszustands erlebten. Die Teilnehmer berichteten von

- weniger körperlichen Beschwerden (z.B. Schmerzen oder Erschöpfung),
- besserer Schlafqualität,
- einem gesteigerten allgemeinen Wohlbefinden und
- ein höherem Energielevel im Alltag.

Auf biologischer Ebene lassen sich diese Effekte durch die Reduzierung von Stresshormonen und die Stärkung des Immunsystems erklären. Positive Gedanken und Dankbarkeit beeinflussen die Aktivität von Neurotransmittern wie Dopamin und Serotonin, die für Wohlbefinden und Entspannung sorgen. Gleichzeitig wird die Ausschüttung entzündungshemmender Stoffe gefördert, was langfristig die körperliche Gesundheit stabilisiert.

Die Ergebnisse dieser Studie stützen die zuvor beschriebene Methode der Autotransformation, bei der durch das bewusste Formulieren positiver Realitäten Körper und Geist in Resonanz gebracht werden. Die Kraft des Glaubens und der Dankbarkeit beeinflusst nicht nur das psychische Empfinden, sondern führt zu messbaren, positiven Veränderungen auf biologischer Ebene.

Fazit: Funktionsstörungen und Krankheiten entstehen durch Realitätsverschiebung nach körperlicher oder vor allem seelischer Traumatisierung. Das Bewusstsein lebt in dieser ungesunden Realität. Eine Normalisierung dieses Zustandes erreicht man durch das im Artikel geschilderte Autotransformationsverfahren, welches deutlich über eine Autosuggestion hinauswirkt, da an eine höhere Instanz delegiert wird.

F - Informationsmedizin – Zwischen Glauben und Wissenschaft

Die Informationsmedizin, oft skeptisch betrachtet, basiert auf physikalisch nachgewiesenen Schwingungsmechanismen. Der Quantenphysiker und Philosoph Hans-Peter Dürr, alternativer Nobelpreisträger, sagte dazu: „Es gibt die Materie im Grunde nicht mehr. Es gibt letzten Endes nur noch eine Art Schwingung."
Dieses Prinzip erklärt zum Beispiel die Funktionsweise der Homöopathie. Im Studium wurde uns beigebracht, dass Homöopathie nicht wirken könne, weil in hohen Verdünnungen keine nachweisbaren Moleküle mehr vorhanden sind. Doch hier wird übersehen, dass Homöopathie keine Wirkstoffe, sondern Informationsträger nutzt.

Man kann dies mit einer DVD vergleichen: Chemisch betrachtet besteht sie nur aus Plastik, doch sie enthält Informationen, die durch ein Abspielgerät sichtbar und hörbar werden. Ähnlich verhält es sich bei homöopathischen Mitteln: Die statische Information in den Globuli wird erst durch einen Therapeuten oder durch die Bereitschaft des Patienten, sich auf die Information einzulassen, „aktiviert".
Das führt zu einer zentralen Erkenntnis: Alles im Leben besteht aus Schwingungen, und über Resonanz wird das, was wir glauben, zu unserer Realität. Henry Ford brachte es treffend auf den Punkt:

„Ob du glaubst, du schaffst es, oder ob du glaubst, du schaffst es nicht – du hast auf jeden Fall recht."

Glaube ist ein Zustand von Bewusstsein und Unterbewusstsein, der Informationen auf molekularer Ebene so beeinflussen kann, dass er messbare Auswirkungen auf unseren Körper hat. Ein bemerkenswertes Beispiel dafür liefert der Arzt Deepak Chopra: Eine Patientin mit

Unterleibsbeschwerden wurde operiert, und dabei stellte man fest, dass ihr Körper von Metastasen übersät war. Die Prognose war hoffnungslos. Auf Wunsch der Tochter wurde ihr der Befund jedoch nicht mitgeteilt. Acht Monate später war der Krebs vollständig verschwunden. Die Frau erzählte Chopra: „Ich war so sicher, dass ich Krebs hatte. Doch als man mir sagte, es waren nur Gallensteine, entschied ich mich, nie wieder krank zu werden."

Unsere heutige Medizin bezeichnet solche Fälle als Spontanheilung, doch die Mechanismen dahinter lassen sich durch moderne Forschung, etwa zur Rolle der Micro-RNA, erklären. Diese kleinen Ribonukleinsäuren regulieren zelluläre Prozesse und stehen in enger Verbindung mit psychischen Zuständen. Positive Überzeugungen und reduzierter Stress können die Ausschüttung von Micro-RNAs so beeinflussen, dass sie zur Heilung beitragen.

G - Human Design und Künstliche Intelligenz in der Krebstherapie

Human Design ist eine Philosophie der Persönlichkeitsbewertung, die 1987 von Alan Robert Krakower gegründet wurde. Sie liefert einen einzigartigen, detaillierten Entwurf des energetischen Designs einer Person auf der Grundlage ihrer Geburtszeit, ihres Geburtsdatums und ihres Geburtsortes und hilft den Menschen, ihre eigene Natur zu verstehen und bessere Entscheidungen im Leben zu treffen.

Sie ist auch ein System, das Aspekte aus Astrologie, Chakrenlehre, Kabbala, I-Ging und moderner Genetik kombiniert, um individuelle Einsichten in die Persönlichkeit, Stärken, Lebensstrategie und Entscheidungsprozesse zu geben. Es ist kein wissenschaftlich anerkanntes medizinisches Verfahren oder eine Therapieform im klassischen Sinne. Dennoch könnte es auf psychologischer und emotionaler Ebene hilfreich sein, Menschen mit Krebs zu unterstützen, da es ein Verfahren ist, in welchem man sich mit seinen Eigenheiten auseinandersetzen muss.

Deshalb kann Human Design Betroffenen helfen, ein besseres Verständnis für ihre eigene Persönlichkeit und ihre emotionalen Bedürfnisse zu entwickeln. Damit kann es auch helfen, mit der emotionalen Belastung der Krankheit besser umzugehen. Durch die Orientierung an der eigenen "inneren Autorität" (einem zentralen Konzept im Human Design) können Patienten sich sicherer fühlen, wenn sie medizinische Entscheidungen treffen müssen.

Das System dient als Werkzeug, Muster zu erkennen, die Stress verursachen, und Ansätze für mehr Ausgeglichenheit und Gelassenheit aufzuzeigen. Es hilft, zwischenmenschliche Beziehungen besser zu verstehen und die Kommunikation zu verbessern, was in einer belastenden Situation wie Krebs wichtig ist.

Human Design legt Wert darauf, im Einklang mit dem eigenen "Design" zu leben, was zu einem stärkeren Gefühl von Sinnhaftigkeit führt — etwas, das für viele Krebspatienten von Bedeutung ist.

Wie kann es eingesetzt werden?

Es kann als Teil einer ganzheitlichen Betreuung betrachtet werden, in Kombination mit Psychotherapie, Achtsamkeitsübungen oder spirituellen Ansätzen.

Spezialisierte Coaches können Patienten dabei unterstützen, Human Design als Werkzeug der Selbstreflexion zu nutzen. Die Erkenntnisse aus Human Design sind hilfreich, um Patienten in ihrer persönlichen Entwicklung während der Krankheit zu begleiten.

Zusammenfassend ist Human Design als ergänzende Methode bei der Bewältigung der psychologischen und emotionalen Herausforderungen einer Krebserkrankung hilfreich.

Die Krebstherapie ist ein hochkomplexes Feld, das neben Mainstreammedizinischen Maßnahmen zunehmend ganzheitliche Ansätze integriert. Eine innovative und noch wenig erforschte Methode ist die Nutzung des Human Design Systems, das individuelle energetische Strukturen aufzeigt und die Selbstheilungskräfte stärken kann. Durch die Einbeziehung Künstlicher Intelligenz (KI) eröffnen sich neue Möglichkeiten, um diese Methode präziser und effizienter in die Krebstherapie zu integrieren.

Die Rolle von KI in der Human Design-basierten Krebstherapie

Künstliche Intelligenz kann eine Schlüsselrolle dabei spielen, das Human Design System gezielt in die Krebstherapie zu integrieren:

Präzise Datenanalyse und Mustererkennung:

- KI kann große Mengen an Human Design Charts analysieren und Muster identifizieren, die mit besseren Heilungschancen oder spezifischen Therapieansätzen korrelieren.

Personalisierte Therapieempfehlungen:

- Durch den Einsatz von KI-gestützten Algorithmen können individuelle Therapiepläne erstellt werden, die nicht nur den Energietyp, sondern auch genetische und medizinische Parameter berücksichtigen.

Förderung der Selbstheilungskräfte:

- KI kann Patienten durch maßgeschneiderte Empfehlungen dabei unterstützen, energetische Disharmonien zu erkennen und auszugleichen. Apps oder Chatbots könnten beispielsweise personalisierte Meditationen oder Ernährungstipps basierend auf dem Human Design Chart geben.

Psychische Resilienz und Bewältigungsstrategien:

- KI-gestützte Tools könnten Krebspatienten helfen, basierend auf ihrer inneren Autorität Entscheidungen zu treffen, indem sie relevante Informationen auf verständliche Weise bereitstellen und emotionale Unterstützung bieten.

Energetische Blockaden auflösen:

- KI kann durch neuronale Netzwerke analysieren, welche psychischen und physischen Faktoren sich negativ auf die Energiezentren auswirken und Vorschläge für deren Harmonisierung machen.

Praxisbeispiele für den Einsatz von KI und Human Design

Einige Krebspatienten berichten, dass sie durch KI-gestützte Human Design Analysen erkannt haben, welche Lebensweisen, Ernährungsmuster oder Beziehungsdynamiken sie energetisch schwächen. Durch gezielte Anpassungen konnten sie sich vitaler fühlen und besser mit der Krankheit umgehen. Ebenso kann das Verständnis des Profils (z. B. 3/5 oder 6/2) wertvolle Hinweise darauf geben, wie Patienten ihre Heilungsreise am besten gestalten.

Fazit: Während Human Design und KI keine klassischen Heilmethoden sind, können sie wertvolle Einblicke in die persönliche Energiearchitektur liefern und Patienten helfen, bewusster und authentischer mit ihrer Erkrankung umzugehen. Eine Kombination aus Human Design, Mainstream-Medizin, alternativen Heilmethoden und KI könnte ein vielversprechender Ansatz für eine ganzheitliche Krebstherapie sein.

Zukünftige Studien könnten weiter erforschen, inwieweit KI-gestützte Human Design Systeme in die integrative Onkologie eingebunden werden können, um Patienten individuell abgestimmte Therapieansätze zu ermöglichen.

H - Kaltes Plasma – Ein innovativer Ansatz in der Medizin

Vor einigen Jahren schickte mir ein Kollege aus dem Taunus einen jungen Patienten. Der Arzt hatte einen Artikel von mir gelesen, in dem ich von einem Gerät namens Energetic Corrector berichte, das kaltes Plasma erzeugt. Das Gerät wurde entwickelt, um gezielt auf Körperregionen einzuwirken, die von Energiemangel und einem sauren Milieu betroffen sind. Dabei senkt die Einwirkung von Elektronen den Säuregehalt und beschleunigt den Heilungsprozess. Dieser bemerkenswerte Fall führte zu einem unerwarteten, fast schon humorvollen Moment inmitten der ernsten Umstände.

Zwei außergewöhnliche Fälle

Der 17-jähriger Patient, der seit seiner Geburt mit einem embryonalen Karzinom zu kämpfen hatte, wurde nahezu aussichtslos prognostiziert. Er war schwer abgemagert, in der Bewegung stark verlangsamt, hatte mehrere Tage nicht gegessen und wirkte geistig benommen. Seine Sprache war kloßig und schwer verständlich. Der Junge wurde von mir mit kaltem Plasma behandelt – und zwar genau drei Minuten lang auf einem schmalen Areal zwischen Symphyse und Stirn.
Kaum war die Behandlung abgeschlossen, sprang der junge Patient plötzlich auf, rief deutlich und freudig: „Jetzt gehen wir zu Mekkes (MacDonald)!" Dieser unerwartete Moment brachte sowohl seine Mutter als auch mich zum Staunen.
Ein ähnliches Wunder erlebte ich bei einer Frau, die nach einem Schlaganfall seit 30 Jahren halbseitig gelähmt war. Die linke Hand war spastig zu einer Pfötchenhand kontrahiert, die Bewegung des Armes stark eingeschränkt und der Gang holprig. Sie kam, weil in den Tagen zuvor ihre Stimme zunehmend brach, also heißer wurde. Ich bestrahlte

den Kehlkopf und danach den rechten Scheitelknochen, unter dem die die Narbe des Schlaganfalles vermutete. Augenblicklich öffnete sich nach 30 Jahren zum ersten Mal die linke Hand, die Beweglichkeit des Armes wurde besser und auch das Gangbild verbesserte sich. Die Verbesserung hielt bis heute an.

Kaltes Plasma stellt einen speziellen Zustand ionisierter Materie dar, der bei Temperaturen unter 40 °C erzeugt wird. Im Unterschied zum heißen Plasma, wie es beispielsweise in Sternen oder bei Blitzentladungen vorkommt, ist kaltes Plasma so konzipiert, dass es sicher auf lebendem Gewebe angewendet werden kann. Es entsteht, wenn einem Gas ausreichend Energie zugeführt wird, sodass Elektronen von den Atomen getrennt werden und ein Gemisch aus geladenen Teilchen, neutralen Atomen sowie freien Elektronen entsteht. Die besondere Wirksamkeit des kalten Plasmas beruht auf einer Kombination aus physikalischen und chemischen Effekten:

Freie Radikale und reaktive Spezies:

- Kaltes Plasma enthält reaktive Sauerstoff- und Stickstoffspezies (ROS und RNS), die gezielt biologische Prozesse modulieren.

UV-Strahlung und elektrische Felder:

- Diese zusätzlichen Komponenten tragen zur Desinfektion und Reparatur von Gewebe bei.

Im medizinischen Bereich zeigt Kaltes Plasma folgende Wirkungen:

Antimikrobielle Wirkung:

- Kaltes Plasma schädigt die Zellmembranen von Bakterien, Viren und Pilzen und unterbricht deren Stoffwechsel, wodurch es effektiv zur Desinfektion und Behandlung chronischer Wunden eingesetzt werden kann.

Förderung der Wundheilung:

- Die Therapie regt die Zellproliferation an, verbessert die Durchblutung und stimuliert die Kollagenproduktion. Dies beschleunigt den Heilungsprozess bei akuten und chronischen Wunden, beispielsweise bei diabetischen Ulcera.

Entzündungshemmung:

- Durch die Beeinflussung von Immunzellen kann das Plasma Entzündungen mildern, Schwellungen reduzieren und Schmerzen lindern.

Potenzial in der Krebstherapie:

- Erste Studien legen nahe, dass kaltes Plasma selektiv Tumorzellen angreifen kann, indem es oxidativen Stress erzeugt und den programmierten Zelltod (Apoptose) induziert – während gesundes Gewebe weitgehend verschont bleibt.

Weitere Anwendungsgebiete

- Dermatologie: Behandlung von Hauterkrankungen wie Neurodermitis, Psoriasis und Akne.
- Zahnmedizin: Dekontamination von Wurzelkanälen und Behandlung von Zahnfleischentzündungen.
- Chirurgie: Unterstützung der postoperativen Wundheilung nach Operationen oder Verbrennungen.
- Onkologie: Forschung zur gezielten Bekämpfung von Tumorzellen.

Fazit: Kaltes Plasma eröffnet in der modernen Medizin neue Perspektiven. Dank seiner nicht-invasiven Anwendbarkeit und breiten Wirksamkeit könnte diese Technologie künftig eine bedeutendere Rolle bei der Behandlung von Infektionen, Wunden und sogar Krebserkrankungen spielen.

I - Mit Aspirin gegen Krebsmetastasen

Stell dir vor, ein altbekanntes Hausmittel aus der Hausapotheke – wie Aspirin – könnte weit mehr leisten als nur Kopfschmerzen zu lindern. Genau darum geht es in einer internationalen Studie, an der eine große Menge Wissenschaftler aus Großbritannien, Frankreich, Italien und Taiwan beteiligt waren. Sie haben herausgefunden, dass Aspirin und ähnliche fiebersenkende Schmerzmittel (wie Ibuprofen und Diclofenac) Krebszellen daran hindern können, sich unbemerkt im Körper auszubreiten.

Was steckt dahinter?

Normalerweise verlassen manche Krebszellen den Ursprungs-Tumor und machen sich auf den Weg in andere Organe – ein Prozess, der als Metastasierung bezeichnet wird. Diese winzigen, sich ausbreitenden Zellen sind anfangs eigentlich besonders anfällig für das körpereigene Abwehrsystem, insbesondere für die T-Zellen, die normalerweise dafür sorgen, dass Fremd- oder veränderte Zellen zerstört werden. Doch hier kommt ein kleiner, aber mächtiger Akteur ins Spiel: die Blutplättchen. Blutplättchen setzen einen Stoff namens Thromboxan A2 (TXA2) frei, der normalerweise dabei hilft, Blutungen zu stoppen. Aber TXA2 hat auch eine andere, weniger hilfreiche Seite: Es beruhigt die T-Zellen, sodass sie inaktiv bleiben und die Krebszellen ungehindert weiterwachsen können.

Aspirin als "Wachmacher" für das Immunsystem?

Hier wird Aspirin interessant: Der Wirkstoff Acetylsalicylsäure blockiert ein Enzym namens Cyclooxygenase-1, das für die Produktion von TXA2 verantwortlich ist. Wird dieses Enzym gehemmt, sinkt die Menge an TXA2 – und damit wird auch der "Schlafmodus" der T-Zellen aufgehoben. Die Immunzellen sind plötzlich wieder wach, erkennen die sich ausbreitenden Krebszellen und schalten diese ab.

In Laborexperimenten mit Mäusen konnte gezeigt werden, dass eine tägliche, niedrige Dosis Aspirin tatsächlich die Bildung von Metastasen reduziert – und das bei verschiedenen Krebsarten wie Brust-, Haut- und Darmkrebs. Erste Beobachtungen beim Menschen deuten ebenfalls darauf hin, dass regelmäßige Aspirin-Einnahme das Risiko, dass Krebs wieder auftritt oder sich weiter ausbreitet, deutlich senken kann.

Ein moderner Twist für einen altbewährten Arzneistoff

Die Idee, dass ein Medikament, das seit über 125 Jahren bekannt ist, in einer ganz neuen Rolle glänzen könnte, klingt fast wie ein modernes Märchen – aber die Forschung ist da. Neben Aspirin gibt es auch Hinweise darauf, dass andere nichtsteroidale Antirheumatika (NSAR) wie Ibuprofen und Diclofenac ähnliche Effekte haben könnten. Dabei ist natürlich wichtig zu wissen: Diese Medikamente haben auch ihre Nebenwirkungen. So können zum Beispiel Magenblutungen oder Herzprobleme auftreten, weshalb die Entscheidung für eine dauerhafte Therapie immer gut abgewogen werden muss.

Kurz gesagt: Diese Studien legen nahe, dass einfache Fiebermittel in niedriger Dosierung das Immunsystem stärken und dabei helfen können, Krebsmetastasen zu verhindern. Durch das Blockieren eines bestimmten Enzyms wird die "Aufwachphase" der T-Zellen eingeleitet – sozusagen ein kleiner Immun-Kick, der verhindert, dass winzige, unentdeckte Krebszellen sich an anderen Stellen im Körper niederlassen. Für viele könnte das eine interessante Option sein, um das Wiederauftreten von Krebs zu verhindern oder zumindest zu verlangsamen. Obwohl noch einiges an Forschung nötig ist, um die optimale Dosierung und die langfristigen Auswirkungen zu klären, ist diese Entdeckung ein spannender Hinweis darauf, dass auch altbewährte Medikamente in einem neuen Licht betrachtet werden können – als ein unerwarteter Verbündeter im Kampf gegen Krebs.

J - iComplete Test

Die Genexpressionsanalyse von Krebszellen bewertet, welche Gene in den Tumorzellen aktiv sind und in welchem Ausmaß sie exprimiert werden. Dabei werden Muster und Signaturen identifiziert, die Aufschluss über die zugrunde liegenden Signalwege und Prozesse geben, wie etwa Zellwachstum, Apoptose oder Resistenz-mechanismen. Diese Informationen können genutzt werden, um:

Zielgerichtete Therapien zu entwickeln:

- Durch den Vergleich der ermittelten Genexpressionsprofile mit bekannten molekularen Wirkungsmechanismen können gezielt Medikamente ausgewählt werden, die spezifische Signalwege blockieren oder modulieren.

Therapieresistenz zu erkennen:

- Bestimmte Genexpressions-muster können auf eine potenzielle Resistenz gegenüber herkömmlichen Therapien hinweisen, sodass alternative Behandlungsstrategien in Betracht gezogen werden können.

Personalisierte Behandlungsansätze zu erstellen:

- Die individuelle molekulare Signatur eines Tumors ermöglicht es, ein maßgeschneidertes Therapieprotokoll zu entwickeln, das optimal auf die spezifischen Eigenschaften der Krebszellen abgestimmt ist.

Auf diese Weise trägt die Analyse der Genexpression wesentlich dazu bei, die Wirksamkeit der Therapie zu erhöhen und unerwünschte Nebenwirkungen zu minimieren.

In Deutschland werden Genexpressionsanalysen bei Karzinompatienten von spezialisierten Laboren und Instituten durchgeführt – dazu zählen beispielsweise Einrichtungen wie die iQMedix GmbH in Mannheim, die CeGaT GmbH, aber auch zahlreiche akademische und private Labore, die sich auf onkologische Diagnostik spezialisiert haben.

Bei der historisch vorausgehenden und heute noch existenten Leitlinienmedizin wurde empfohlen, Tumore je nach Organbefall mit vorgegebenen Medikamenten zu behandeln. Ein Mamma- Carcinom wird nach Schema F behandelt, ein Prostata Ca nach Schema FF.

Jeder Tumor ist anders. Deshalb ist es lebenswichtig, so viel Informationen wie möglich über den individuellen Krebs zu erlangen. Eine personalisierte, also auf die Person bezogene Therapie, wie die Genexpressionsanalyse, erfüllt diese Bedingungen. Hier sucht man nach den Schwachstellen der Tumorzelle. Im Rahmen einer individualisierten Therapie werden dann bestimmte Zielstrukturen angegriffen und blockiert. Zielstrukturen sind zum Beispiel Knotenpunkte im Nachrichten-System des Tumors, auch Rezeptoren genannt, die eine Nachricht aufnehmen und dann weiterleiten, vergleichbar einem Telefonsystem. Diese Rezeptoren bestehen individuell aus jeweils sehr komplexen Eiweißen, die durch ein passendes Medikament blockiert werden. Klassische Tumormedikamente provozieren in den überlebenden Tumorzellen sofort Schutzmechanismen, indem die Zellen als Antwort auf die Therapie parallele Stoffwechselwege nutzen, gegen die das eingesetzte Medikament nicht hilft.

Die Erstellung molekulare Profile aus Blut und Urin kann spezielle Signale im Tumor aufspüren. Anhand dieser Signale kann man feststellen, ob bestimmte Medikamente oder Therapien bei der Behandlung des Krebses gut wirken könnten.

Dabei geht die iQMedix folgendermaßen vor: Als erstes isoliert sie Tumorzellen aus Biopsien, aus Urin, Liquor, Aszites, o.ä. Es folgt die Ermittlung der Genexpressionen in den isolierten Tumorzellen. Hierbei werden die aktiven Gene identifiziert, die Einblicke in die besonders aktiven Stoffwechsel- und Signalwege der Tumorzellen gewähren. Diese Signalwege spielen eine entscheidende Rolle bei der Steuerung von Zellaktivitäten und der Kommunikation mit den umgebenden Zellen und Geweben.

Basierend auf den gewonnenen Erkenntnissen werden gezielt Substanzen, die in der Lage sind, die Stoffwechsel- und Signalwege der Tumorzellen zu blockieren, identifiziert. Dieser neue Ansatz ermöglicht es, präzise Interventionen zu entwickeln und gezielt in den Krankheitsverlauf einzugreifen. Durch die gezielte Blockierung von Stoffwechsel- und Signalwegen werden individuelle Therapieoptionen ermöglicht, die auf die einzigartigen Merkmale des jeweiligen Tumors abgestimmt sind.

Die iQMedix GmbH mit Sitz in Mannheim, Baden-Württemberg, spezialisiert sich auf die Verbesserung der Lebensqualität von Krebspatienten durch personalisierte Behandlungsansätze, die auf molekularen Analysen basieren. iQMedix ist im CUBEX ONE ansässig, einem Gründungszentrum für Medizintechnologie in Mannheim. Mithilfe von Liquid Biopsies werden hier Genexpressionsprofile aus zirkulierenden Tumorzellen erstellt, wodurch Ärzte in die Lage versetzt werden, Therapien individuell auf die spezifischen Eigenschaften des Tumors eines Patienten abzustimmen. Dieser Ansatz ermöglicht präzise Einblicke, um effektive Behandlungsstrategien zu identifizieren. Eingesetzt wird dabei der sogenannte iComplete Test.

Der Test liefert entscheidende Erkenntnisse bezüglich:

- der Aggressivität des Tumors
- der Manipulation des Immunsystems durch den Tumor
- der Resistenzen gegenüber Medikamenten
- der Aktivität relevanter Signale
- der Stammzellenaktivität
- aller Mainstream-medizinischer und komplementärer Therapieoptionen

Die Vision von iQMedix ist es, Krebs durch personalisierte Therapien zu einer beherrschbaren Krankheit zu machen und jedem Patienten Hoffnung auf Heilung zu geben, indem fortschrittliche Biotechnologien genutzt werden, um Krebs vollständig zu verstehen und zu bekämpfen. Seit Januar 2020 übernehmen die gesetzlichen Krankenkassen in definierten Indikationen – etwa bei frühzeitigem, nodal-negativem, hormon-rezeptorpositivem Brustkrebs – die Kosten für den Oncotype DX®-Test, sofern alle Voraussetzungen erfüllt sind. Bei anderen Tests oder Tumorarten kann es aber sein, dass die Kostenübernahme im Einzelfall beantragt werden muss oder aktuell noch nicht flächendeckend geregelt ist.

Ausblick

Das Buch eröffnet einen weitreichenden Blick in die Zukunft der Onkologie, in dem nicht nur klassische Behandlungsmethoden, sondern auch innovative integrative Ansätze im Fokus stehen. Neben den herkömmlichen Therapien wie Operation, Chemotherapie, Strahlentherapie und Immuntherapie werden hierbei vielversprechende Perspektiven besonders hervorgehoben:

Autotransformation:

Dieser Ansatz zielt darauf ab, Patienten durch eine tiefgreifende innere Wandlung und einen Perspektivwechsel zu stärken. Es geht darum, die eigene Wahrnehmung und Selbst-heilungskräfte zu aktivieren – ein Prozess, der oft durch gezielte mentale und emotionale Techniken, wie wachhypnotische Verfahren oder Achtsamkeitsübungen, unterstützt wird. Die Autotransformation soll Patienten befähigen, die Kontrolle über ihr Leben und ihren Genesungsprozess zurückzugewinnen und so nicht nur körperliche, sondern auch psychische Resilienz aufzubauen.

Aspirintherapie:

Als ein überraschender, aber evidenzbasierter Therapieansatz wird die Aspirintherapie vorgestellt, die insbesondere in der Metastasen-Verhütung vielversprechende Ergebnisse zeigt. Durch die Modulation von Entzündungsprozessen und der Beeinflussung von Blutplättchen, die eine Rolle bei der Tumorentwicklung spielen, eröffnet Aspirin neue Möglichkeiten, die herkömmliche Therapie zu ergänzen und das Fortschreiten oder den Ausbruch der Erkrankung zu bremsen.

Plasma-Therapie:

Unter dem Begriff „kaltes Plasma" wird eine weitere zukunftsweisende Methode subsumiert, die darauf abzielt, Krebszellen gezielt zu schädigen, ohne dabei gesunde Zellen in gleichem Maße zu beeinträchtigen. Diese innovative Therapie könnte – in Kombination mit anderen Behandlungsformen – neue Impulse für eine personalisierte Krebstherapie liefern, indem sie direkt in die molekularen Signalwege der Tumorzellen eingreift.

Die Genexpressionsanalyse (iComplete) von Krebszellen:

Sie bewertet, welche Gene in den Tumorzellen aktiv sind und in welchem Ausmaß sie exprimiert werden. Dabei werden Muster und Signaturen identifiziert, die Aufschluss über die zugrunde liegenden Signalwege und Prozesse geben, wie etwa Zellwachstum, Apoptose oder Resistenzmechanismen. Diese Informationen können genutzt werden, um zielgerichtete Therapien zu entwickeln: Durch den Vergleich der ermittelten Genexpressionsprofile mit bekannten molekularen Wirkungsmechanismen können gezielt Medikamente ausgewählt werden, die spezifische Signalwege blockieren oder modulieren. Bestimmte Genexpressionsmuster können auf eine potenzielle Resistenz gegenüber herkömmlichen Therapien hinweisen, sodass unter anderem auch komplementäre Behandlungsstrategien in Betracht gezogen werden können.
Die individuelle molekulare Signatur eines Tumors ermöglicht es, ein maßgeschneidertes Therapieprotokoll zu entwickeln, das optimal auf die spezifischen Eigenschaften der Krebszellen abgestimmt ist.

Auf diese Weise trägt die Analyse der Genexpression wesentlich dazu bei, die Wirksamkeit der Therapie zu erhöhen und unerwünschte Nebenwirkungen zu minimieren.

Zusammengefasst präsentiert das Buch „Neue Horizonte im Kampf gegen Krebs" einen multidimensionalen Ansatz. Es vereint den rationalen Fortschritt moderner Medizin mit dem Potenzial ganzheitlicher, integrativer Therapien. Dabei unterstreicht es, dass Autotransformation, Aspirin Therapie und Plasma-Therapie nicht als isolierte Methoden zu sehen sind, sondern als wichtige Bausteine eines umfassenden, patientenzentrierten Behandlungskonzepts, das sowohl die physische als auch die emotionale Dimension der Krebsbehandlung in den Mittelpunkt stellt.

Literatur und Quellen

The Effect of Practitioner Empathy on Patient Satisfaction : A Systematic Review of Randomized Trials Leila Keshtkar , Claire D Madigan , Andy Ward , Sarah Ahmed et al, Annals of internal Medicine2024 Feb;177(2):196-209.

The 5 Emotional Stages of People with Cancer, Lindsay Curtis, July 27, 2022 verywell health

Putting Integrative Oncology Into Practice: Concepts and Approaches, Shelly Latte-Naor, Jun J Mao et al., Journal of Oncol Pract. 2019 Jan;15(1):7–14.

The impact of physician empathy on patient outcomes: A gender analysis, Caroline Surchat et al., October 2021British Journal of General Practice 72(715):BJGP.2021.0193

Physician Empathy in Doctor-Patient Communication: A Systematic Review Xin Zhang et al. 2024 May;39(5):1027-1037 Health Community. 2024 May;39(5):1027-1037

Patient's views of empathic and compassionate healthcare interactions: A scoping review, Mary-Ellen Barker et al., Nurse Education Today, Volume 131, December 2023, 105957

Krebs ist keine Krankheit - er will uns helfen zu überleben, Andreas Moritz, Unimedica 2018

Das Gedächtnis des Körpers: Wie Beziehungen und Lebensstile unsere Gene steuern, Joachim Bauer, Piper 2010

Tod, Nahtod und Bewusstsein, Winfried Weber, Synergia 2023

Plasmamedizin, Kaltplasma in der medizinischen Anwendung, Metelmann u.a., Springer 2016

Zum Verhältnis von Medizin und Ökonomie im deutschen Gesundheitssystem: 8 Thesen zur Weiterentwicklung zum Wohle der Patienten und der Gesellschaft, Dokumentation des Symposiums am 21. Januar 2016, Elmar König,
Leopoldina

Ich bin stärker! Mein Leben mit dem Krebs, Sybille Urban, Ueberreuter 2013

Deutsche Krebsgesellschaft Das Leitlinienprogramm Onkologie:

S3-Leitlinie Komplementärmedizin in der Behandlung von onkologischen Patientinnen

S3-Leitlinie Psychoonkologische Diagnostik, Beratung und Behandlung erwachsener Krebspatienten

S3-Leitlinie Palliativmedizin für Patienten mit einer nicht heilbaren Krebserkrankung
S3-Leitlinie Supportive Therapie bei onkologischen Patientinnen – interdisziplinäre Querschnittsleitlinie

Hypnose und Achtsamkeit in der Psychoonkologie (Hypnose und Hypnotherapie) Michael E. Harrer, Hansjörg Ebell, Carl-Auer 2021

RKI   Krebsdaten
www.rki.de/DE/Content/Gesundheitsmonitoring/Themen/Krebserkrankung en/Krebserkrankungen_node.html

WHO Cancer www.who.int/health-topics/cancer/#tab=tab_1

Aspirin prevents metastasis by limiting platelet TXA2 suppression of T cell immunity, NATURE 05 March 2025

Anlage 1

Yeswecan!cer (Deutschland)

https://www.yeswecan.cer.org/
Plattform & App: Yes!App
Netzwerk für Betroffene, Survivors und Angehörige
Austausch, Peer-to-Peer-Support, Veranstaltungen

CancerAid (Australien, international nutzbar)

App zur Krankheitsdokumentation, Therapieplanung & Kommunikation mit
Behandler:innen
Unterstützt Selbstwirksamkeit und Koordination

Krebsinformationsdienst (DKFZ, Deutschland)

Webseite: www.krebsinformationsdienst.de
Seriöse medizinische Infos, telefonische Beratung
Aufklärung zu Therapien, Nebenwirkungen, Ernährung etc.

Mein Krebsratgeber (Stiftung Deutsche Krebshilfe)

Webseite: mein-krebsratgeber.de
Personalisierte Informationen je nach Diagnose & Therapieschritt

PINK! aktiv gegen Brustkrebs (Deutschland)

App und Online-Angebote zu Bewegung, Yoga, Ernährung, Coaching für
Brustkrebs-Patientinnen

Stichwortverzeichnis

Der Autor

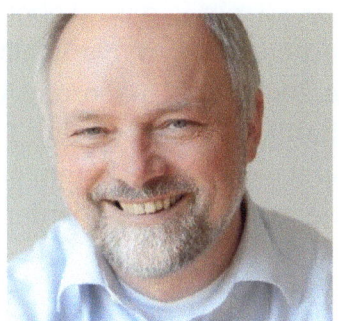

Dr. Winfried Weber ist als ganzheitlich denkender Frauenarzt mit den Zusatzbezeichnungen Naturheilverfahren, Umweltmedizin und Akupunktur in freier Praxis in der Nähe von Darmstadt tätig. Hier behandelt er vor allem Patienten mit Kinderwunsch, Erschöpfungserkrankungen oder unklaren Beschwerdebildern mit Hilfe der von ihm entwickelten Flowwing-Thermo-Diagnostik.

Dr. Weber entwickelte eine Reihe von Diagnose- und Therapie-Methoden wie die projektionsfreie Therapie, die Psycho-Somatographie, das Emotional-Taping und andere.

Sein Interesse für alte Medizinsysteme veranlasste ihn zu Reisen nach Indien, China, der Mongolei, Mittelamerika und dem Amazonasbereich.

Er ist Autor mehrerer Bücher. Unter anderem: Tod, Nahtod und Bewusstsein, Synerga 2023, *Emotional Taping*, VAK 2012, Emotional Taping für Frauen, VAK 2013, *Frauenängste, Frauenkrankheit, Frauenschmerz*, Schirner 2009, *Krankheit als Ausdrucksform*, Haug 1993

www.natuerlich-gesund.com
dr.w.weber@web.de

Dr. Winfried Weber

Funktionelle Medizin und Regulationstherapie

BoD 2023 290 Seiten
mit vielen farbigen Abb.,
Paperback ISBN 9783757884055
29,50€

Dies ist ein Buch über das Bewusstsein, das Leben, das Sterben, den Tod, die Realität und die Zeit, über Fakten und wissenschaftliche Kontroversen. Es beinhaltet Stellungnahmen herausragender Wissenschaftler, Mediziner und Ärzte zu diesen Themen. Es ist ein Puzzle, aus dem Sie die für Sie passenden Teile entnehmen können, um damit ein für Sie stimmiges Bild zu schauen. Tauchen Sie in eine andere, vielleicht realere Welt ein, und beziehen Sie Ihre eigene Position. Es lohnt sich.

Dr. W. Weber
Energie- und Informations-
medizin
Heilen ohne Umwege
Synergia Verlag, 2018, 183 Seiten
mit vielen farbigen Abb.,
gebunden
ISBN: 9783906873718
17,90 €

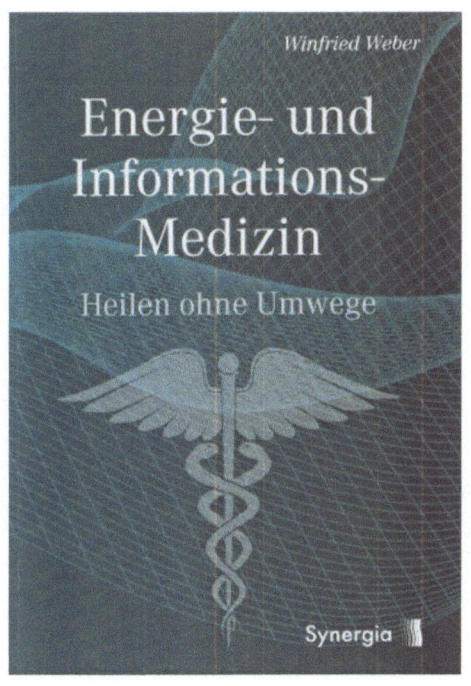

Die Akutmedizin hat in den letzten Jahren spektakuläre Fort-schritte gemacht. Ein Stiefkind, so scheint es, bleibt die Therapie chronischer Erkrankungen. Doch auch hier kommt es aufgrund neuer Erkenntnisse und deutlichem Umdenken zur Wiedergeburt alter Medizin-systeme in neuem Gewand. Die bisherige evidenz-basierte Betrachtung des „Ich-seh-es,-also- ist-es" wird durchbrochen und erweitert. Diese andere, um energetischen Ausgleich und positive Information bemühte Medizin erlaubt uns effektivere Therapieansätze und ermöglicht bisher unerwartete Erfolge. Das Buch zeigt Hintergründe und gibt Einblick in die neuen Denk-weisen.

Dr. Winfried Weber
Der Tod, die Brücke zur Realität
Einblicke in den derzeitigen
Stand des Wissens

Smaragd 2022 100 Seiten
Paperback ISBN 978-3955312114
13,90€

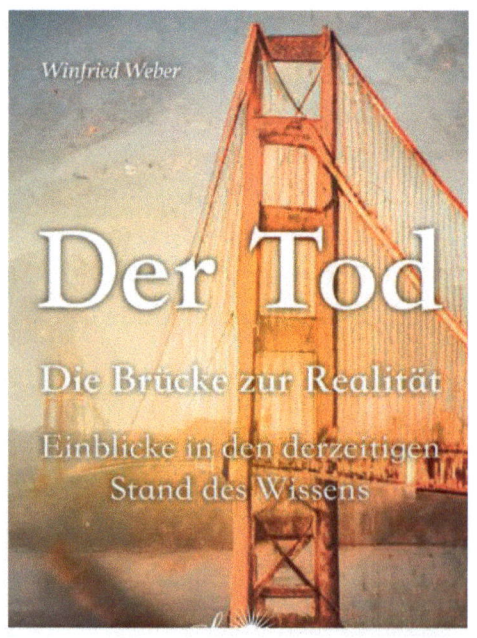

Dies ist ein Buch über das Bewusstsein, das Leben, das Sterben, den Tod, die Realität und die Zeit, über Fakten und wissenschaftliche Kontroversen. Es beinhaltet Stellungnahmen herausragender Wissenschaftler, Mediziner und Ärzte zu diesen Themen. Es ist ein Puzzle, aus dem Sie die für Sie passenden Teile entnehmen können, um damit ein für Sie stimmiges Bild zu schauen. Tauchen Sie in eine andere, vielleicht realere Welt ein, und beziehen Sie Ihre eigene Position. Es lohnt sich.